管理栄養士と医師が認めた

疲れ即とり 酢もやし 健康法

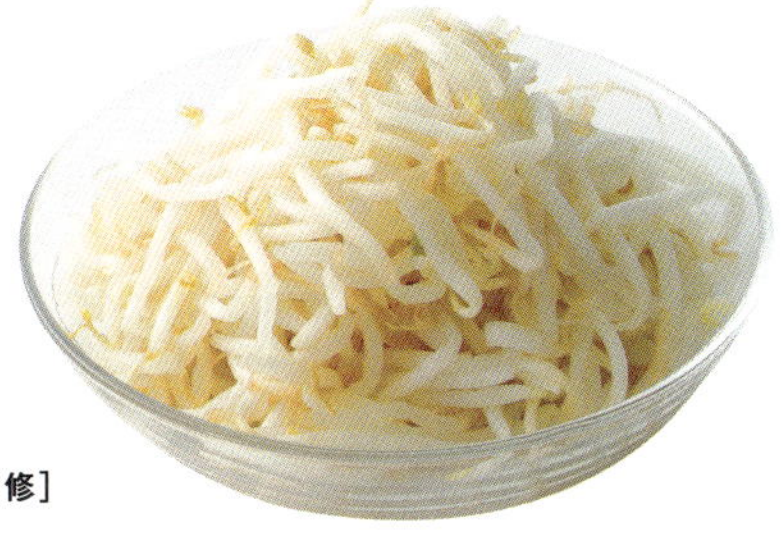

管理栄養士
望月理恵子［著］

医師
岡村信良［監修］

アスコム

はじめに

白くてひょろひょろ
どこか栄養のなさそうな

もやし

その見た目とはうらはら
実は、疲れをとり除き
体を健康にしてくれる栄養素が
たくさんつまっているんです。

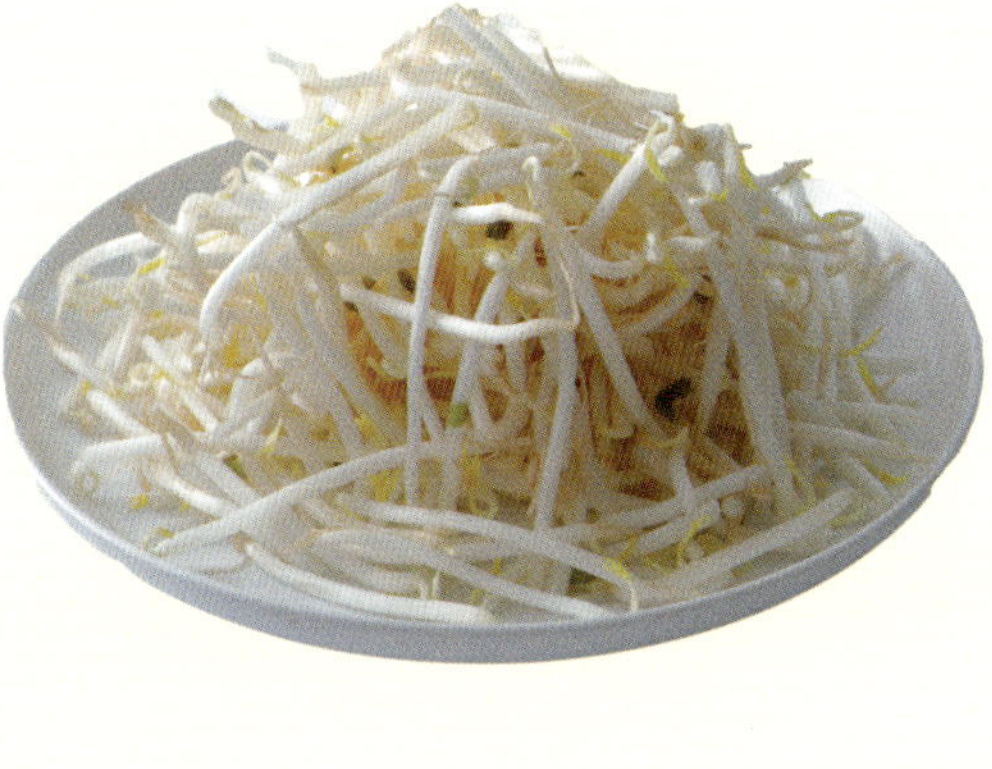

種類の栄養がいっぱい

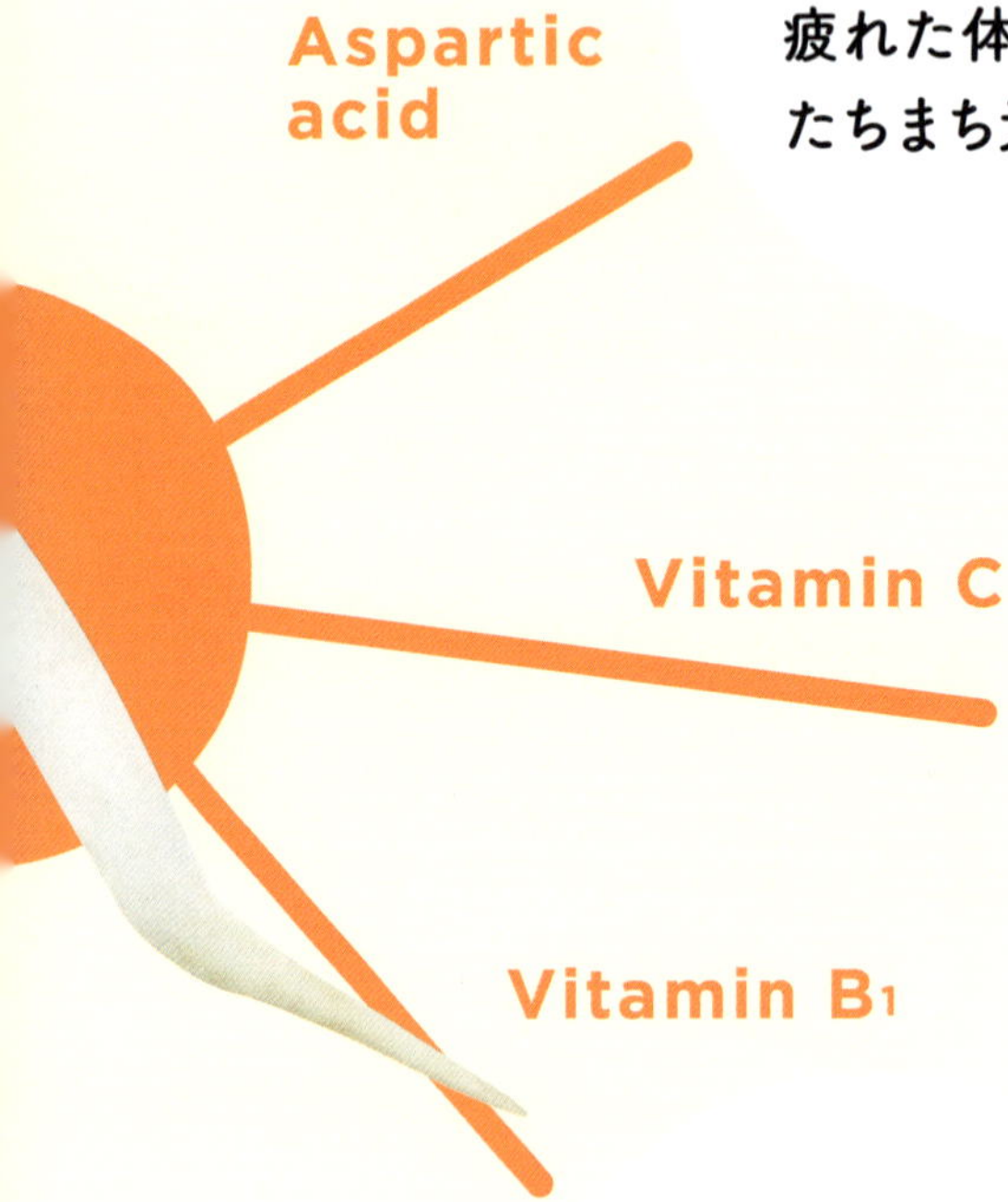

アスパラギン酸

エネルギー代謝UPで
活力が体中にみなぎる!
疲れた体が
たちまち元気に!!

ビタミンC

脳に疲れを感じさせる
活性酸素を除去する
抗酸化作用に優れた
ビタミン!

ビタミンB_1

糖質をエネルギーに
変えるために
役立つ栄養素

もやしにはいろいろな

食物繊《せん》維《い》

Dietary fiber

腸をキレイに
自律神経の
バランスを整え
心の疲れを解消

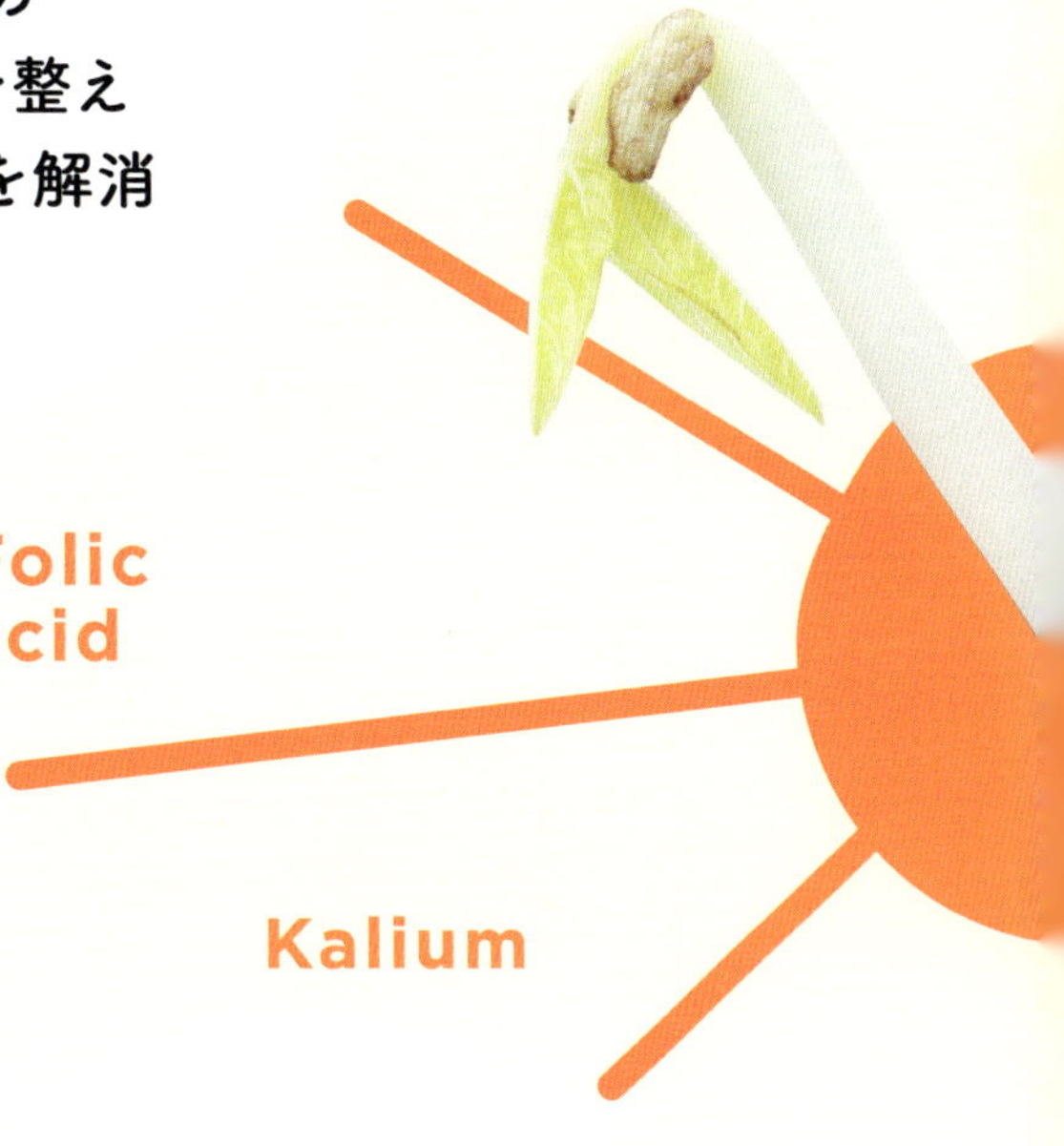

葉酸

Folic acid

疲れた皮膚を
若返らせる
ストレス疲れにも

Kalium

カリウム

体内にたまった
疲れ（老廃物）の
排出を助ける

そのほか
カルシウムなど、
体にいい栄養素が
含まれています。

でも、よく食べられている食材なのに
「疲れたときはもやしだね！」
という言葉はあまり聞きません。
それは多くの人が、もやしの
疲労回復パワーを奪うような

もったいない食べ方

をしているからです。

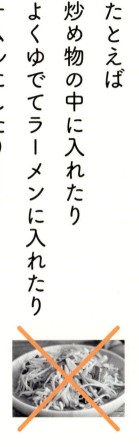

たとえば
炒め物の中に入れたり
よくゆでてラーメンに入れたり
ナムルにしたり……

これ全部×

調理の過程で、もやしの
栄養素がずいぶん減ってしまうのです。

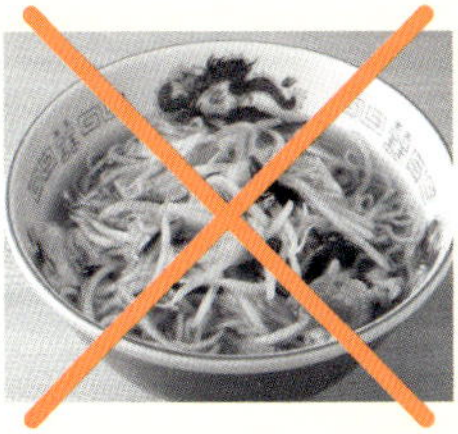

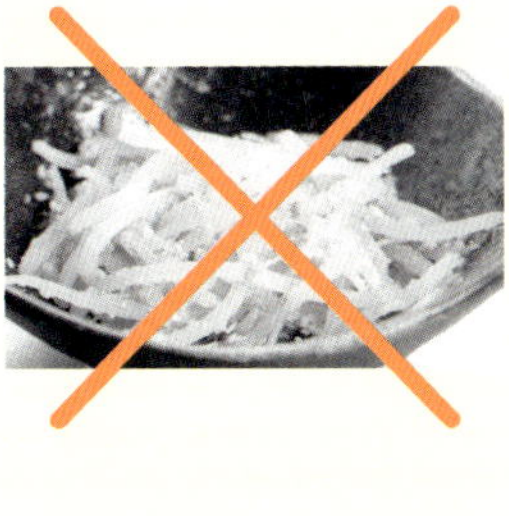

では、どう食べればいいのか。
もやしの栄養素を損ねない食べ方
それが今回、本書でおススメする

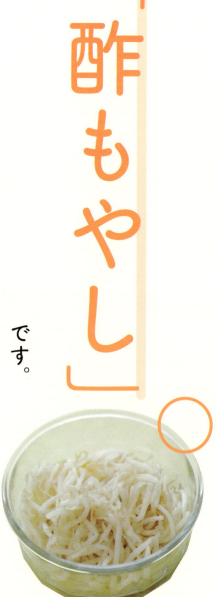

「酢もやし」

です。

作り方は簡単。もやしを調味料と
酢で和えるだけ。
もやしの栄養素に、
酢のクエン酸などが加わり
疲労回復効果アップ。
さらに熱に強くなります！

疲労回復効果アップ

クエン酸をはじめ、酢にも疲労回復成分がいっぱい

そのまま食べても料理に使ってもＯＫ
もやしの疲労回復効果を最大限に活かす
最高の食べ方が酢もやしなのです。

酢と和えることで熱に強くなる

酢がもやしにコーティングされることで、熱を加えても栄養素が壊れにくくなる

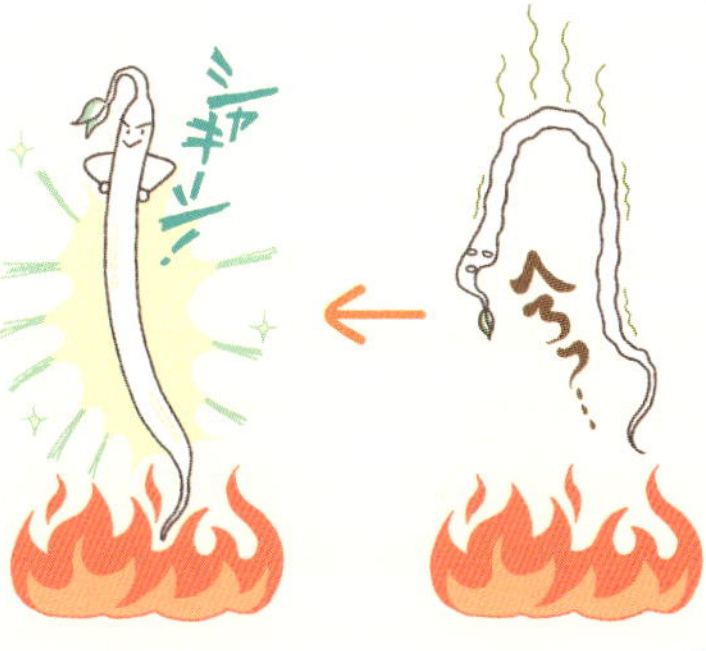

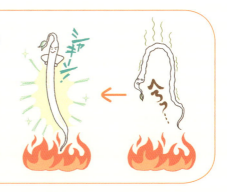

1カ月間「酢もやし」を食べた方からは

「疲れにくくなって体が軽い」

「体のダルさがとれた」

「いろんなことを楽しむ

体力的な余裕ができた」

といった声が多く寄せられています。

なぜこのように実感できたのか。
それは、もやしと酢には疲労回復成分が多いこと。
1カ月間酢もやしを食べたほぼ全員が
言っていたように
「毎日無理なく食べ続けられた」
ことが、酢もやしのすごい
ところなのです。

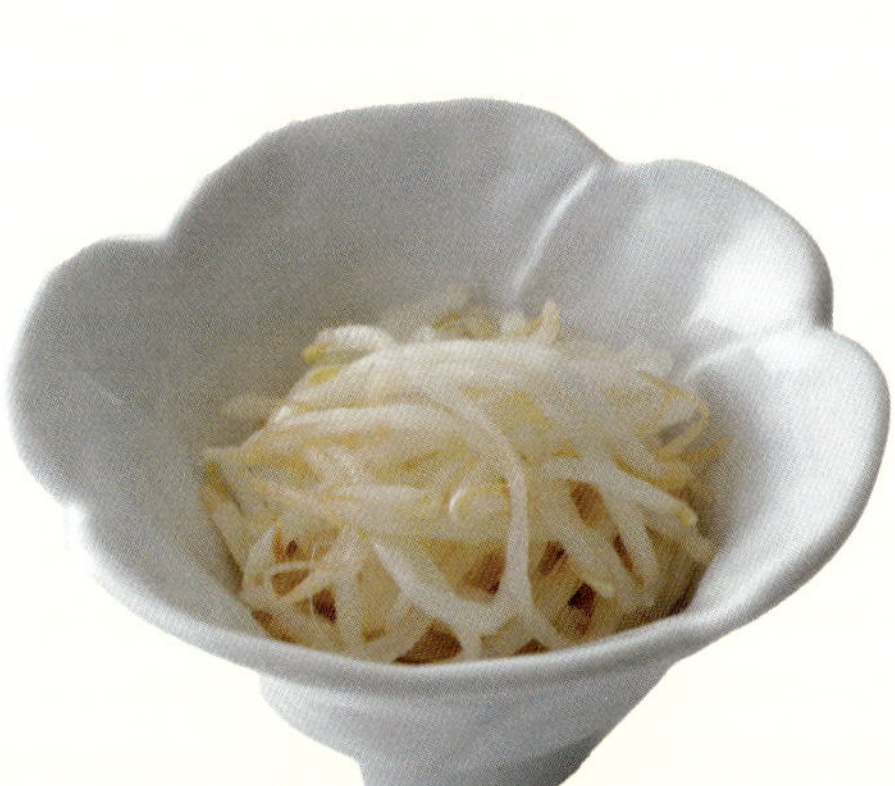

酢もやしは、

安い食材で簡単に作れる！

どんな味付けにもあい、さまざまな
アレンジが楽しめる（詳しくは3、4章）ので

あきがきません！

またもやしは傷みやすい食材ですが、
酢もやしにすれば、約1週間は、
もつようになり、作り置きが可能です。
つまり、作りやすく、使い勝手がよく
継続して食べ続けやすい。
毎日たまる疲労の回復に適した健康食！

それが

「酢もやし」

なのです。

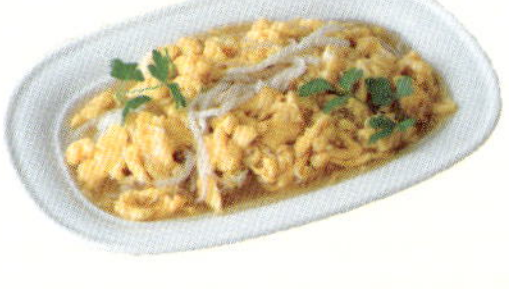

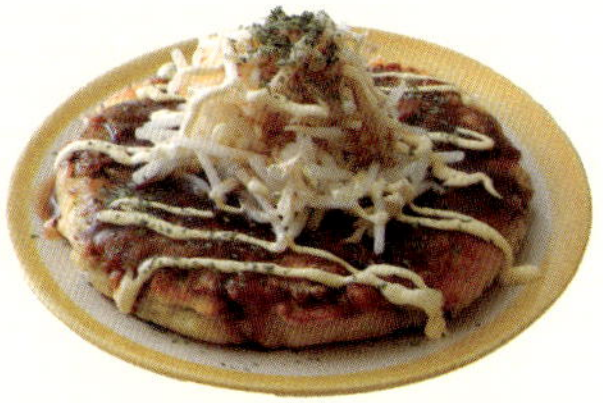

酢もやしはこんな人におススメです。

寝ても疲れがとれない人

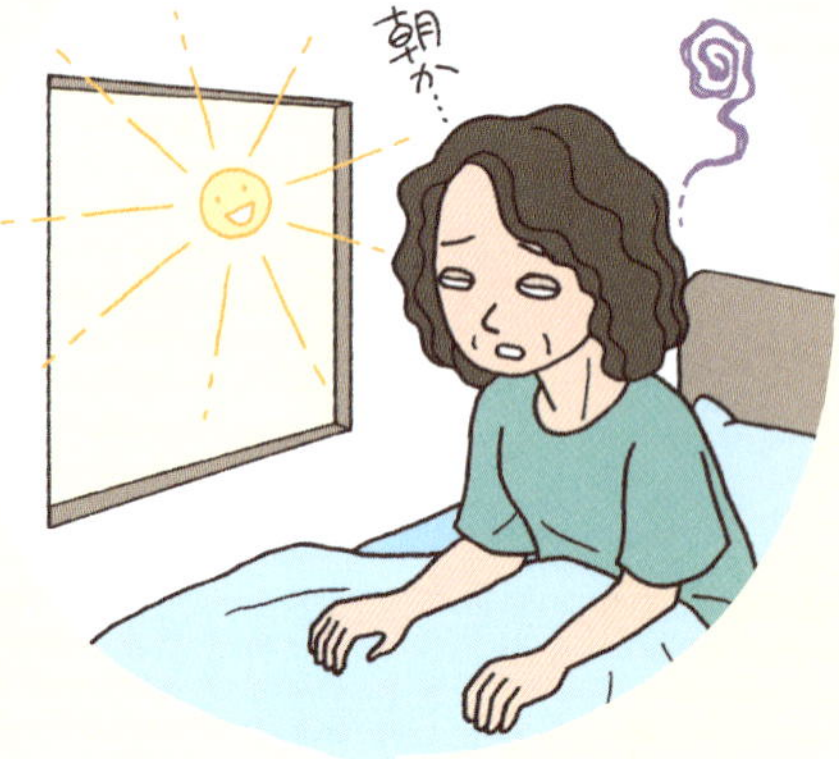
朝か…

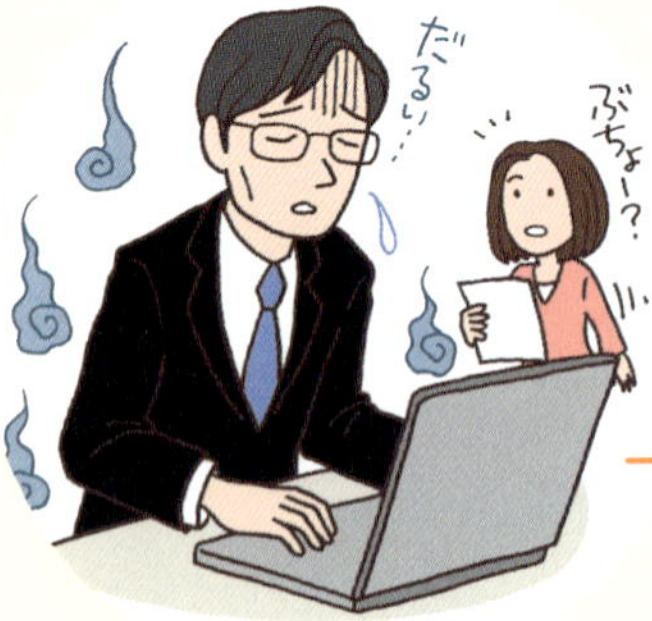
だるい…
ぶちょー?

慢性的な疲れから、
物事に集中できない人

すぐに疲れる人

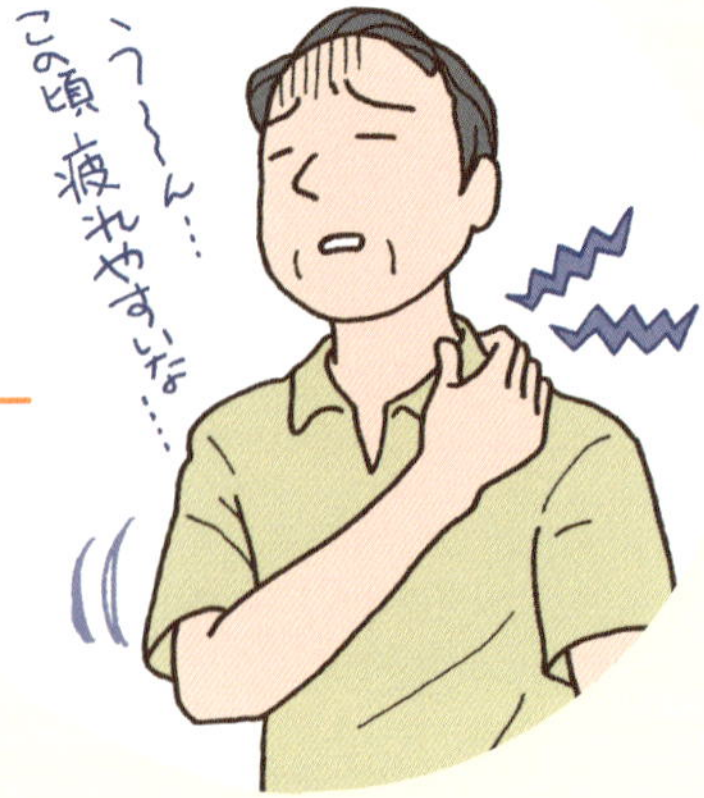
う〜ん…
この頃 疲れやすいな…

体が重くて
やる気が出ない人

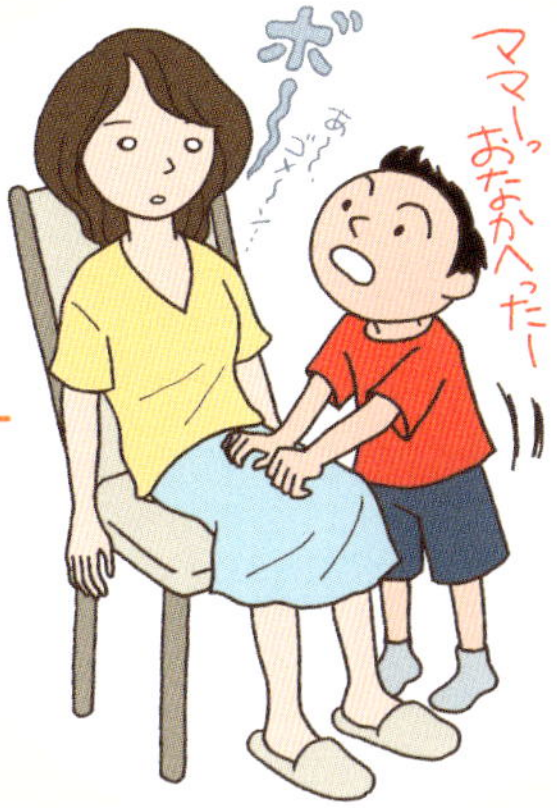

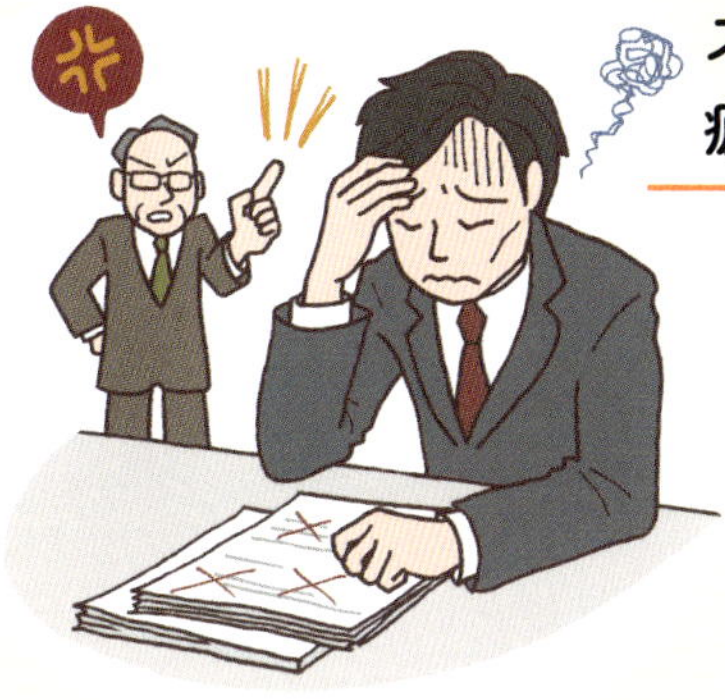

ストレスにより心が
疲へいしている人

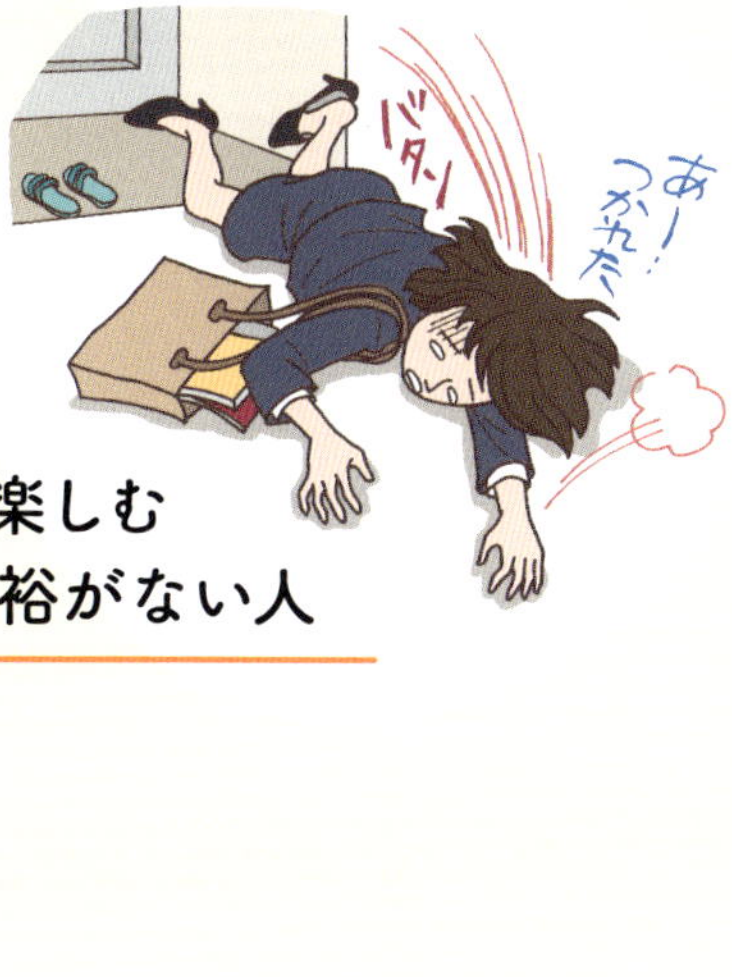

趣味などを楽しむ
体力的な余裕がない人

疲れがとれれば

・毎日がぐっとラクになる
・仕事や家事の効率があがる
・やる気が出て気持ちが前向きになる
・いろんなことに挑戦できるようになる

日々の生活が、そして人生が変わります。
また、疲れをとる以外にも
酢もやしを食べ続けることで、

次のような健康効果も期待できます。

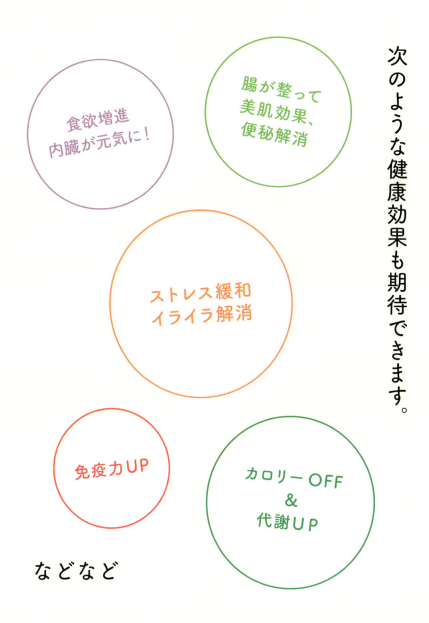

食欲増進
内臓が元気に！

腸が整って
美肌効果、
便秘解消

ストレス緩和
イライラ解消

免疫力UP

カロリーOFF
&
代謝UP

などなど

安くて簡単に作れて、食べ続けやすく、
あなたの体をみるみる元気にしてくれる。
そんな酢もやしをぜひ、食べてみてください！

管理栄養士　望月理恵子

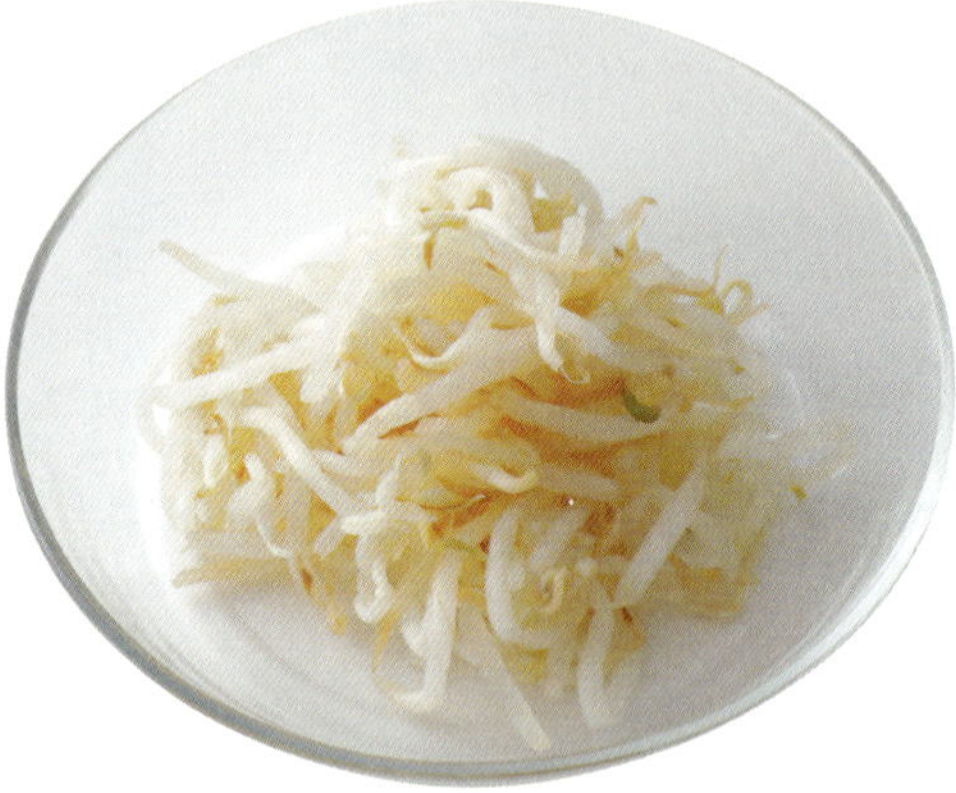

目次

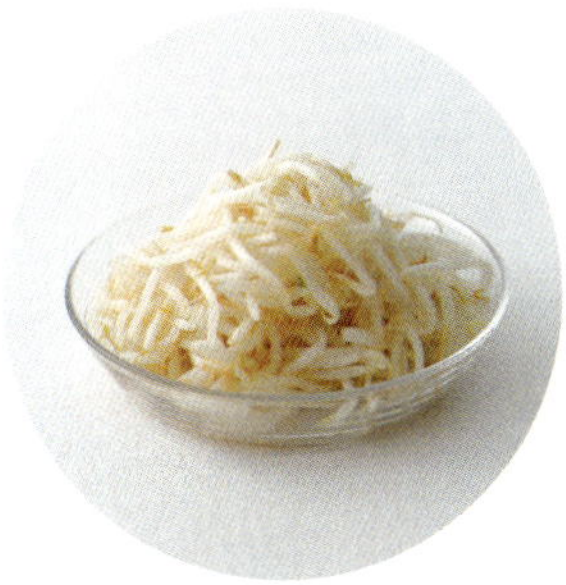

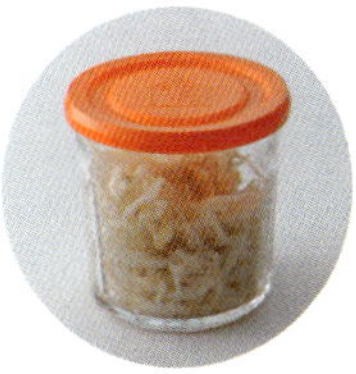

第2章 さあ、酢もやし健康生活を始めよう

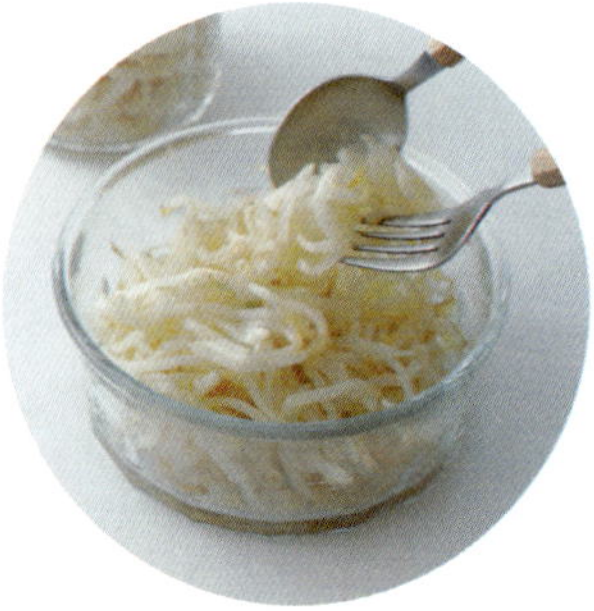

第3章 すぐにできる！ 簡単酢もやし健康レシピ！

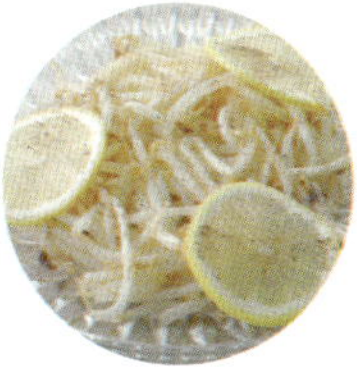

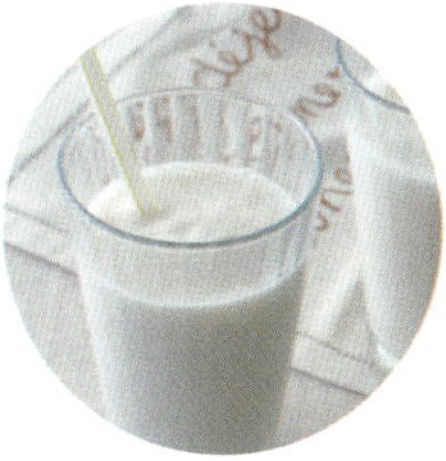

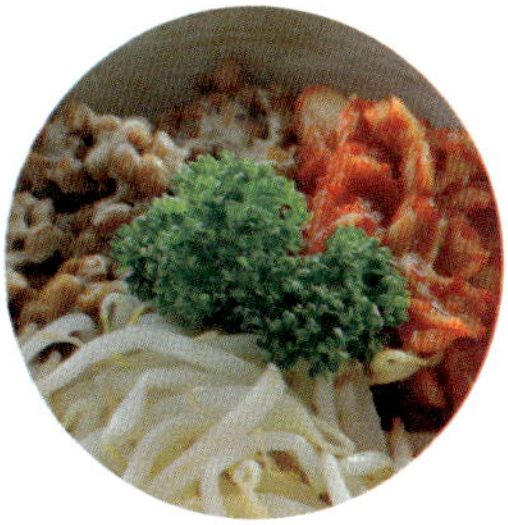

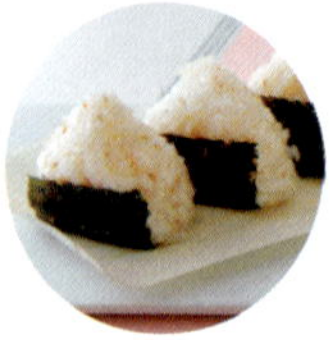

第4章 ひと手間加えて健康効果UP! 酢もやしアレンジレシピ

しつこい疲れに!

食欲がないときの栄養補給に!

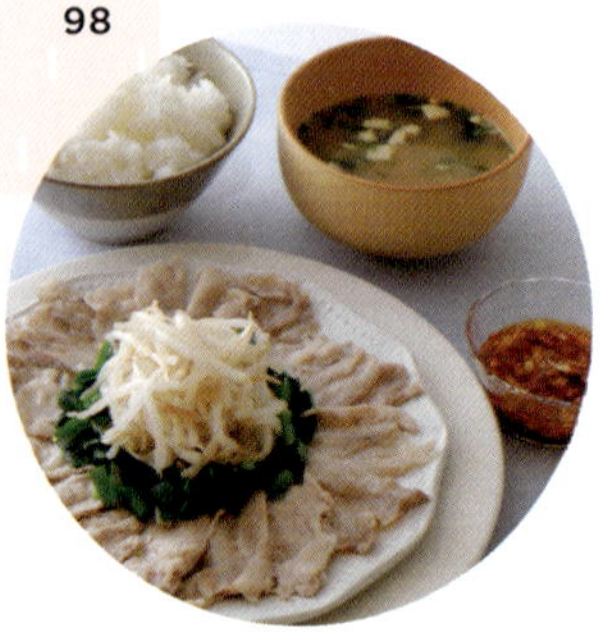

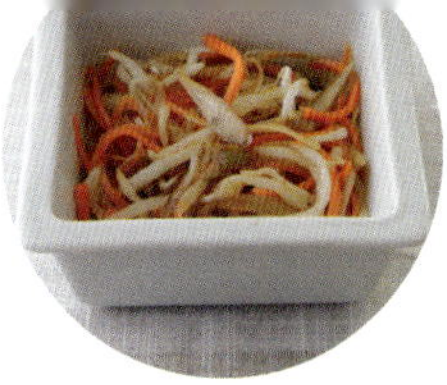

ダイエットに最適！

免疫力アップで病気を遠ざける！

胃腸の調子を整える！

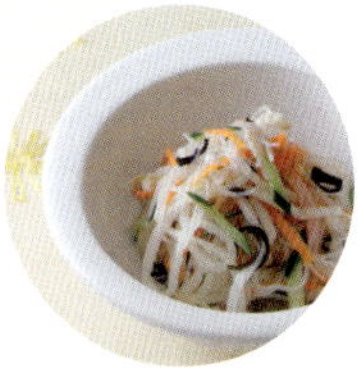

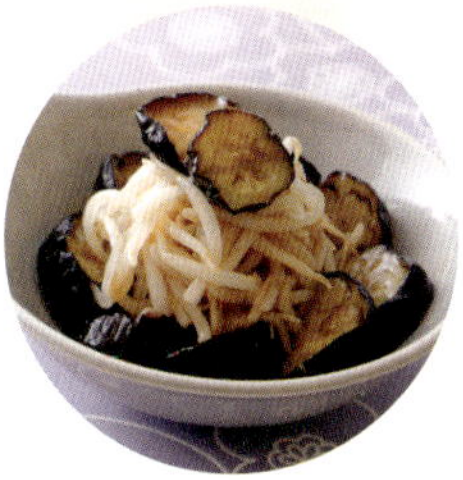

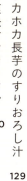

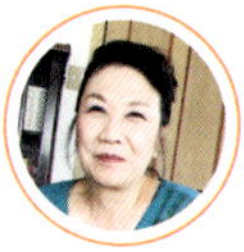

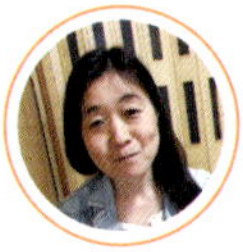

第5章

酢もやしでこんなに健康になれました（体験談）

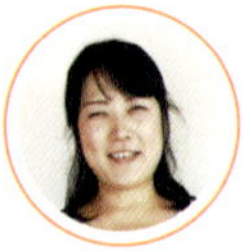

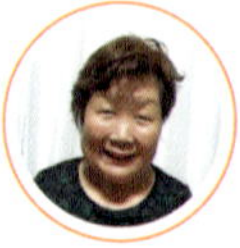

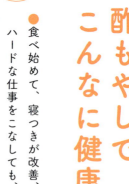

第1章

酢もやしのすごい健康効果

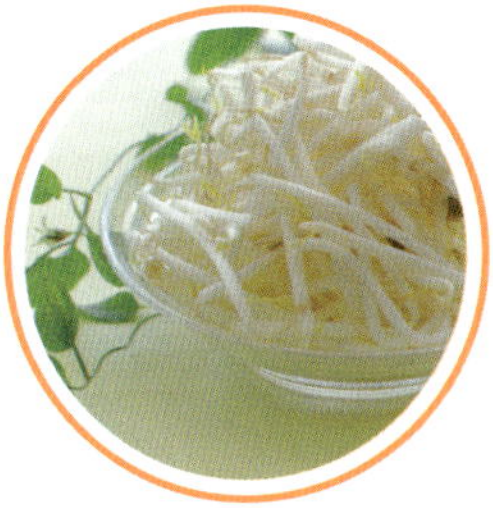

安くて、簡単に作れる「酢もやし」。
それなのに、疲労回復効果以外にも、
こんなにたくさんの健康効果があるんです！

あなたを疲れさせる3つの原因をとり除き、元気な自分をとり戻す！

なぜ、酢もやしで疲れがとれるのか。
それは、酢もやしが、３つの疲労の原因に働くからです。

疲れの原因1 体のエネルギー不足

疲労の原因としてまず考えられるのが、体を働かせるためのエネルギーの不足です。

歩く、走るなどの運動だけでなく、アイロンがけや洗濯といった家事をしているときも、座って姿勢を維持したり、会話をしたりしているときも、エネルギーは消費されていきます。

そして、体内のエネルギーが足りなくなると、電池の切れそうなおもちゃの動きが悪くなるのと同じように、**思うように力が発揮できなくなり、疲れを感じるようになるのです。**

ですから、常に十分なエネルギーを体内に蓄えておくことが必要なのです。

疲れの原因❷ 知らない間に疲れている人は、活性酸素が増えすぎている

大して体を動かしていないのに疲れている、ストレスがたまってくると、疲労感を覚えて、やる気が出ないといった経験をお持ちではないでしょうか。

その**原因となるのが活性酸素《かっせいさんそ》**です。

私たちの体は、呼吸で取り込んだ酸素を使って動いており、その過程で生まれるのが、活性酸素です。

それは普段、ウイルスや細菌を撃退《げきたい》するなど、体を守る働きをしてくれる非常に大

切なもの。

ですが増えすぎると正常な細胞や遺伝子まで傷つけて（酸化させて）しまいます。活性酸素が細胞を傷つけると、ＦＦ（ファティーグ・ファクター）という脳に「疲労」の信号を送るたんぱく質が発生します。このＦＦが増えると脳が疲れたと感じるのです。

活性酸素が増えすぎる要因となるのが、激しい運動。それ以外にも、精神的ストレス、紫外線、アルコールや添加物の摂取、タバコ、過食などです。

これらの生活習慣、**特にストレスで知らず知らずのうちに活性酸素を多く生み出す生活をしていることが、疲労の大きな原因**ではないかと考えています。

原因その③ 自律神経が乱れているせいで、寝ても疲れがとれない

先ほどＦＦが増えると、脳が疲れたと感じるといいましたが、ＦＦが発生すると、活性酸素によって傷つけられた細胞を修復するＦＲ（ファティーグ・リカバリー・ファ

クター）という物質が発生する仕組みが体の中には備わっています。

このＦＲですが、体がリラックスしたとき、特に睡眠時、なかでも熟睡しているときによく働きます。

ですから、できるだけぐっすりと眠ることが大切です。このぐっすり眠れるかどうかを決めるのが、自律神経です。

人間は、日中は交感神経が活発に働き、精力的に活動をし、夜になるにつれ自然と副交感神経が活発になると、体がリラックス状態になり、ぐっすり眠るというリズムが本来、備わっています。

しかし、過度のストレスなどを受けると、自律神経のバランスが乱れてしまいます。そうなると夜でも交感神経が活発に働き、体が興奮状態でリラックスしないまま、床に就くことになるのです。そして眠れなかったり、眠れたとしても、とても質の悪い睡眠になったりしてしまいます。


それだと、ＦＦが残り、朝起きても疲れが残るのです。

少量で体中が元気になる究極の疲労回復食

人間は、多くのエネルギーを食事で補っていますが、疲労を感じているときは、内臓も弱っていて、なかなか食べられないもの。

だから、少量でエネルギーを生み出す食事をすることが大切です。

そこで、今回、目をつけたのが、酢もやしなのです。


人間の細胞には、ＴＣＡ回路（クエン酸回路）という、エネルギーを生み出す工場が備わっています。

食事で得た炭水化物、脂質、たんぱく質などは、体内で分解され、このＴＣＡ回路という工場でＡＴＰ（アデノシン三リン酸）というエネルギーへと変わっていきます。

このエネルギー生産工場を動かしている主電源は、クエン酸です。クエン酸が豊富

もやしにはアスパラギン酸が豊富

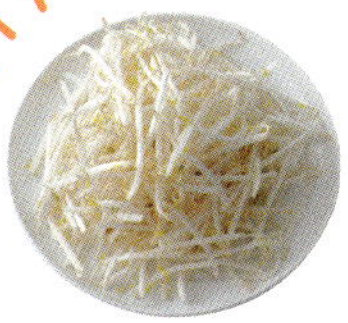

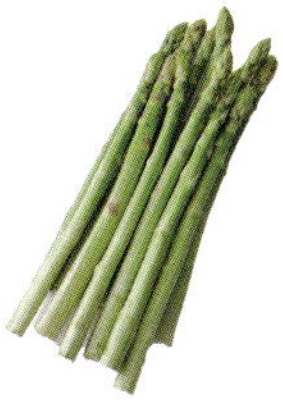

もやし
1袋 250g
には
アスパラガス
12本

のアスパラギン酸が含まれています

同重量あたりの比較（アスパラガス 430mg/100g 緑豆もやし 460mg/100g）

に体内に十分あれば、工場は活発に動きます。ちなみに酢にたくさん入っている酢酸は、体内でクエン酸に変化します。

さらに、もやしにたくさん含まれているアスパラギン酸、これは、エネルギー工場を動かす助けをしてくれる補助電源のようなものです。

このアスパラギン酸、名前にアスパラと入っていますが、アスパラガスに豊富に含まれていることからこのような名前がつきました。

そして、アスパラガスとほぼ同量のアスパラギン酸が入っているのが、もやしなのです。

ですから**クエン酸や酢酸とアスパラギン酸を両方摂取できる酢もやしは、少量で、多くのエネルギーを生み出す食材なのです。**

原因不明の疲れの素、活性酸素を撃退する

「大して動いていないのに疲れる」

「ストレスを常に感じていて、体がダルく、仕事や家事が終わらない」

そんな悩みを抱えている人は、前述したように、活性酸素が体内で増えすぎていることが原因です。


増えすぎてしまった活性酸素を食事でとり除くことが、このような原因不明の疲れをとるためには、大切です。

活性酸素をとり除く（抗酸化作用のある）栄養素というのは、いろいろとありますが、もやしには、ビタミンC、酢にはクエン酸という栄養素が含まれています。

もやしはビタミンCもとれる

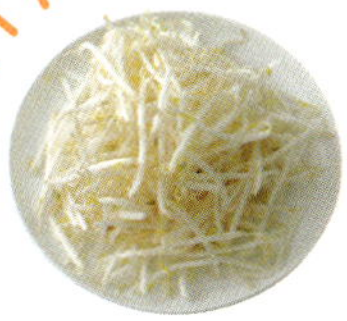

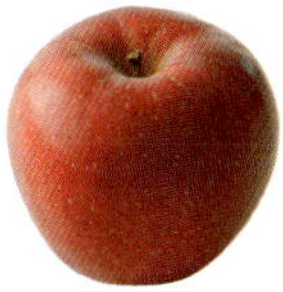

もやし 1袋250g には **りんご** 1個分(300g)以上

のビタミンCが含まれています

同重量あたりのビタミンC含有量比較：りんご6mg/100g、緑豆もやし8mg/100g

もやしのビタミンCは、りんごと同じぐらい豊富に含まれています。

酢もやしにすることで、もやしがきゅっと締まり、かさも減りますので、多くの量を食べやすいというのも、利点の1つです。

また、本来ビタミンCはとても熱に弱い栄養素ですが、酢につけることによって、ビタミンCが壊れるのを防ぐ役割があります。

だからこそ、酢もやしはいろいろなアレンジをしても（第3章、第4章のレシピをぜひ活用してください）栄養素を多く摂取できるのです。

ぐっすり眠れるようになり、しつこい疲れを完全リセット

ぐっすり眠って1日の疲れをしっかりとリセットするためには、自律神経のバランスを整えなくてはなりません。

自律神経は、ストレスで乱れやすいので、ストレス疲れで悩んでいる人は、特に気をつける必要があります。

そのために重要なのが腸環境。腸は「第2の脳」と呼ばれており、脳と腸は、自律神経などを通して、密接に影響を及ぼしあっています。

ストレスを感じたときに、下腹部がいたくなったり、急に下痢をもよおしたりした経験はないでしょうか。これは、脳がストレスを感じるとその刺激が腸に伝わり、あらゆる不調を引き起こしてしまうからです。

これは、逆もしかりで、腸の元気がなくなると脳は不安を感じ、自律神経のバラン

もやしは食物繊維たっぷり

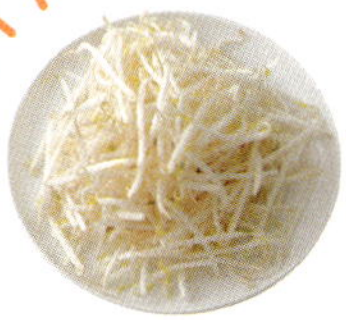

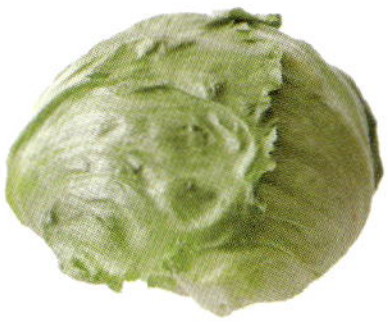

もやし
1袋 250g

には

レタス
1個分（300g）以上

の食物繊維が含まれています

同重量あたりの比較　（緑豆もやし　1.3g/100g　レタス1.1mg/100g）

スが乱れるといいます。

　つまり、腸の環境がよいかどうかが、自律神経のバランスを大きく左右するのです。

　そして、腸内のコンディションは、善玉菌《ぜんだまきん》と呼ばれる腸の環境をよくする細菌たちが元気かどうかにかかっています。

　善玉菌たちは、人間の食べているものをエサとしているのですが「酢もやし」には、善玉菌を元気にするエサである**食物繊維とグルコン酸が多く含まれています。**

　整腸作用抜群の酢もやしを食べ、腸を元気にすることで、自律神経のバランスを整え、ぐっすり眠り、疲れをとりましょう。

疲れたら栄養ドリンクを飲む、お酒でストレス解消は危険！

酢もやしなんか食べなくても、栄養ドリンクを飲めば疲れがとれるし、ストレス疲れなんか、お酒やスポーツで発散すればいい！

と考える方もいらっしゃるかもしれません。


一概にはいえないのですが、栄養ドリンクには、往々にしてカフェインが多く入っています。

その覚醒《かくせい》作用で、体が元気になったと勘違いしているケースが多くあります。

これは、疲労をとっているのではなく、疲労を感じなくしているだけです。

逆に、知らず知らずに、疲労がどんどんたまっていってしまうのです。

お酒も同様。アルコールで気分が高揚し、疲労感を紛らわしているだけで、疲れを感じさせるＦＦが取り除かれたわけではありません。

さらにいえば、アルコールが大量に体内に入ることで活性酸素が発生し、ＦＦが増え、より疲れは助長されてしまいます。

また、軽い運動は、ＦＲの生成を促すともいわれていますが、激しい運動では、ストレスが発散できたとしても、活性酸素が増え、疲れはより増しています。

疲労というのは、脳から発せられる、体の危険信号です。その危険信号を、間違った疲労回復法で無視し続けるというのは、体にとってはよくありません。

免疫力の低下によりさまざまな病気にかかりやすくなるほか、内臓や脳が多くの負担を受けることで、心筋梗塞《しんきんこうそく》、急性心不全、脳出血などのリスクが増えてしまいます。

そして、うつなどの心の病気、最悪は過労死ということも考えられます。

無理をすることなく、ゆっくり体を休めながら、酢もやしを食べる。

ぜひ酢もやし生活を実践してみてください。

安くて、あきないからこそ、毎日たまる疲労の解消に最適！

疲れは毎日たまっていくものですから、酢もやしをコンスタントに食べ続けることが大切です。もやしは、野菜の中で、おそらく1、2位を争うような安さです。

そして、**味がたんぱくだからこそ、和洋中、どのような味付けにもあい、いろいろなアレンジができるのであきません。**

酢もやし自体の作り方も包丁いらずで本当に簡単です。

酢の防腐作用で、日持ちもするので、作り置きができるというのも、非常に助かります。

以上のことを考えると、かなり継続しやすい食材であり、実践しやすく本当に効果が出るおススメの健康法だと私は思っています。

実際に次のような喜びの声が数多く届いています。

酢もやしを食べたらこんなに健康になりました

つらかった掃除がラクに

酢もやしを食べてからずいぶんと体が動くようになりました。毎日の家の掃除もつらくなくなりました。（71歳女性）

夕方でも集中力が続く

以前は、夕方ごろになると、体が重くて、集中できなかった。酢もやしのおかげで、夕方すぎでも元気。仕事がはかどるようになった。（41歳男性）

子育ての疲れから解放

毎日子どもの面倒を見るだけで手いっぱいでした。でも、酢もやしを食べ続けてから、大好きな読書を楽しむ余裕ができました！（39歳女性）

血管を元気にして、心筋梗塞や脳梗塞を遠ざける

もやしには、血管を強く元気にする働きがあります。
血管が弱っていく原因は血管の老化と過剰な悪玉コレステロールです。

私たちが食べたものの栄養分を細胞の隅々へ届けるには、しなやかで弾力のある血管が必要です。血管が老化して硬くなると、血液が漏れたり、血管が傷つきやすくなったりします。そうなると、血管内に悪玉コレステロールが蓄積し、次第に脂肪分が沈着して、血管が狭くなります。

すると血流が悪くなり、高血圧や動脈硬化を引き起こし、血栓、潰瘍《かいよう》を作る原因に。

これにより心筋梗塞、脳梗塞《のうこうそく》、狭心症《きょうしんしょう》、大動脈瘤《だいどうみゃくりゅう》なども起こります。

血管の状態が血流を決める!!

血流がいい状態

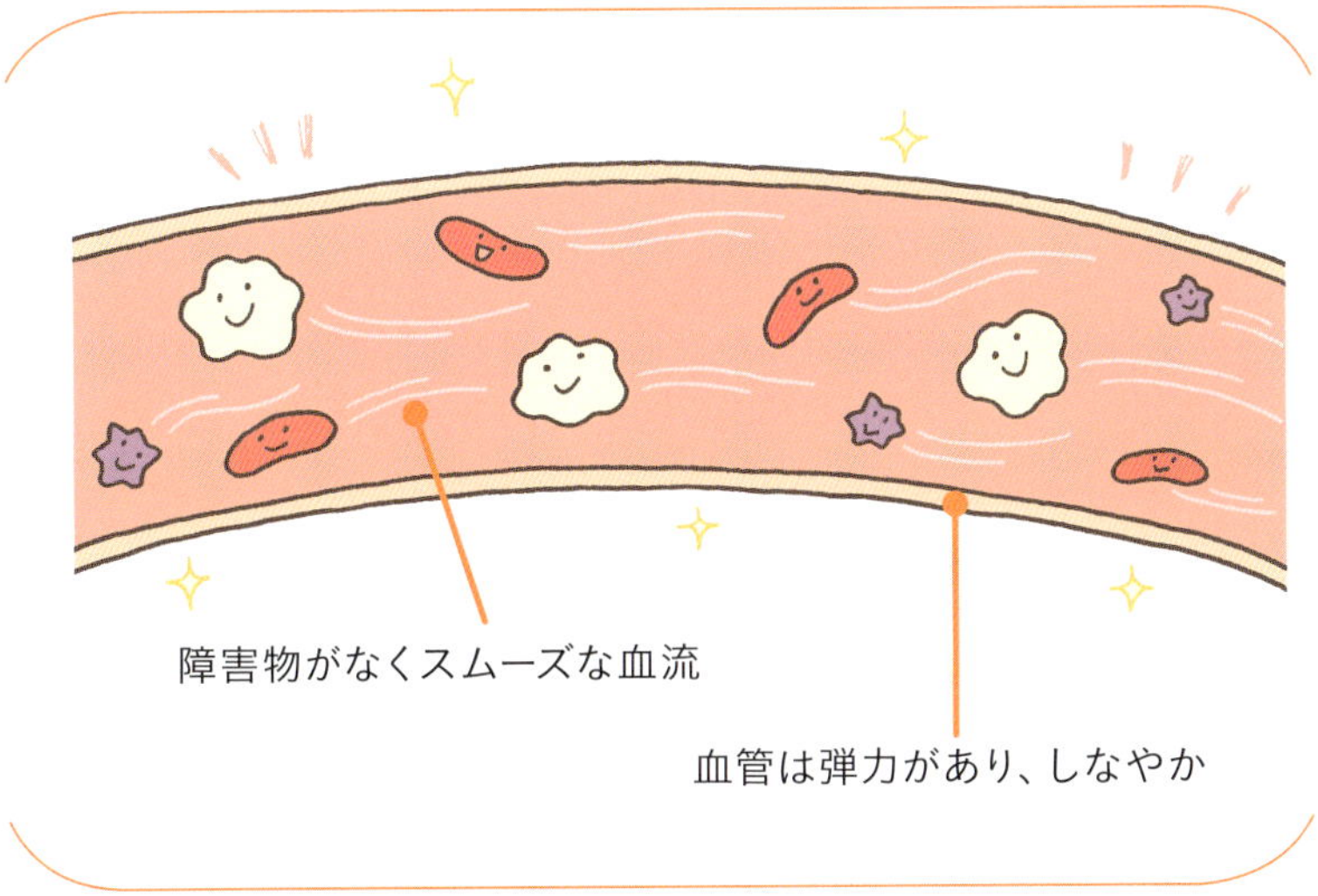

血流が悪い状態

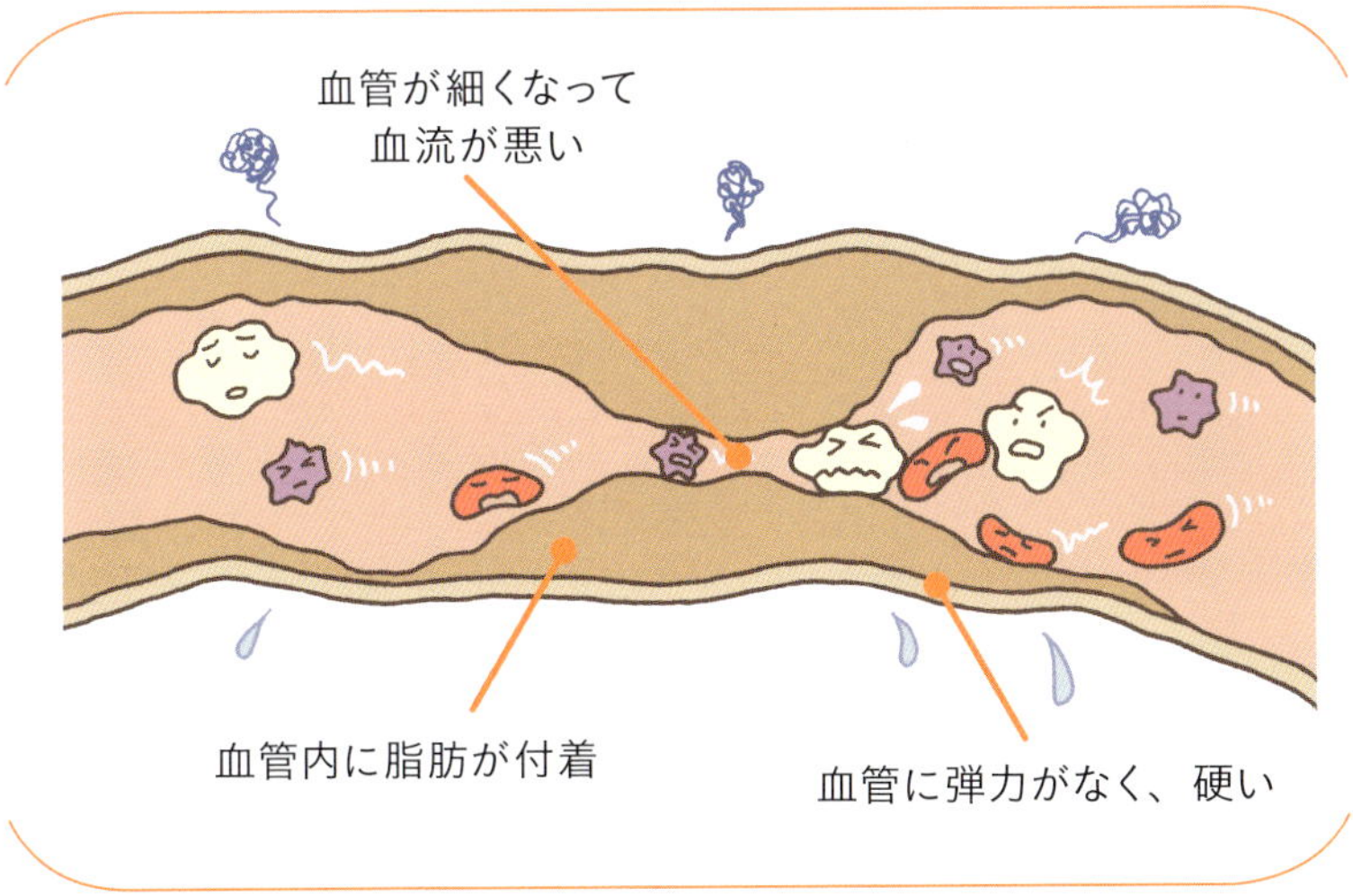

さらにいえば、**高血圧や高血糖は動脈硬化の原因**ともなります。

血圧が高い状態が続くと、血管に持続的に圧力がかかり、脳、心臓、腎臓の血管の動脈硬化を進行させてしまいます。細い動脈の硬化（血管が弾力を失い、硬くなること）を促すだけでなく、より太い動脈の硬化も進む危険性があるのです。

血管を流れる血液には、私たちが生きるための栄養分が流れています。この血液中に過剰な糖分や脂質がないきれいな状態でなければ、元気な細胞も作られません。

糖尿病で糖分の高いドロドロの血液が体内に流れ、血糖値が高いままの生活を続けると、全身の血管がもろくボロボロになってしまいます。

すると適正な栄養分の供給が途絶え、全身の臓器にさまざまな合併症が起こります。

足先の細い血管に血液が流れず、栄養分が届かなくなって、最悪の場合、足を切断したり、目の血流が悪くなり失明したりする危険もあります。

このように、丈夫な血管ときれいな血液は、元気な細胞を作り、健康な生活を送るために不可欠なものなのです。

酢＋もやしの相乗効果で血液の流れを円滑に

では、血管の老化による病気を防ぐためには、どうすればよいのでしょうか。
まずは血管内の過剰な悪玉コレステロールの排泄を促し、血流をよくして、血管内で血液が固まらないようにすることが大切です。
そこで酢もやしの出番です！

酢もやしのお酢に含まれる酢酸やクエン酸は血液中の脂質を低下させ、血液が固まってドロドロになるのを防ぎ、動脈硬化を予防します。

毎日、酢酸を継続的に摂取すると、肝臓での脂肪代謝を促進して、脂肪の合成を抑制、糖のコントロールを正常化する働きが期待できます。

血管を拡張させ、血流をよくすることで、血圧の上昇を防ぎ、脳機能の改善をサポートします。

また、もやしに含まれるビタミンCには抗酸化作用があり、血管内に脂肪が付着するのを防ぎ、血管拡張を促します。

ビタミンCは酢酸によって吸収が高まり、もやしとお酢の相乗効果によって、動脈硬化へのさらなる予防効果が期待できます。

さらに、**もやしに含まれるカリウムは、腎臓でのナトリウムの再吸収を抑制し、尿中への排泄を促して、血液のスムーズな流れをサポートします。**

これにお酢の主成分である酢酸の降圧作用が加わると、血圧を正常値に近づける効果が高まります。

このように、お酢ともやし、それぞれの栄養素の相乗効果により、日常的に酢もやしを食べることで、若々しくしなやかな血管を保ち、生活習慣病を防ぎ、健康に長生きできるようサポートしてくれるのです。

低カロリーで満腹感の高い最強のダイエット食

肥満の方にとって、ダイエットは病気を防ぎ、疲れにくい体を作るために、とても大切です。

太ると、体を動かすのに必要なエネルギー量が増えてしまうからです。

もやしは１００ｇでたったの14ｋｃａｌと、非常に低カロリー。

しっかりとかむことで、満腹中枢《まんぷくちゅうすう》が刺激され、少量でも満腹感を得られます。

まさに、ダイエットに最適な食品です。

ごはんと比べてもカロリーは１／12、糖質は１／28。副菜として食べるだけでなく、通常の食事のごはんやパンを酢もやしに代えることができれば、さらに高いダイエット効果が期待できます。

もやしに多く含まれるアスパラギン酸と、お酢の酢酸はさまざまな代謝を経て「クエン酸回路」の働きを促します。

酢もやしを食べることで、このクエン酸回路が活性化し、糖や脂肪がどんどん消費されてエネルギー代謝が円滑になります。

酢もやしには、砂糖が入っていますが、一食あたりの量は少ないですし、酢と一緒にとるのでエネルギーへと変換されやすいです。

ですから太りにくく疲れにくい体を作ることができるというわけです。

さらに、お酢の酢酸には、血中の余分な脂肪や内臓脂肪を減らす効果や、唾液の量を増やして消化吸収を助ける働きがあることもわかっています。

ダイエットのための無理な食事制限はストレスがたまりやすく、かえってリバウン

もやしはこんなにヘルシー

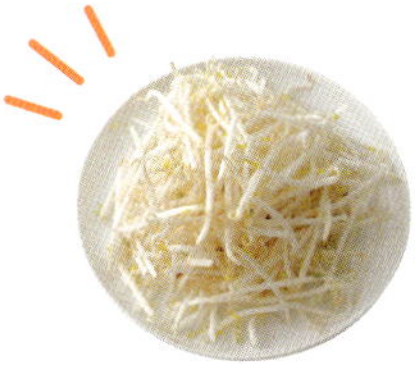

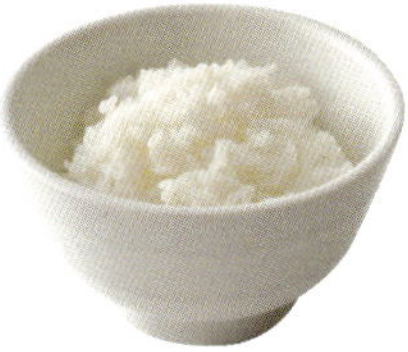

もやし と **ごはん**
を比べると、

糖質 1:28 ・ **カロリー 1:12**

同重量あたりの比較：緑豆もやし 14kcal/100g、糖質 1.3g/100g、
ごはん 168kcal/100g 、糖質 36.8/100g

ドで太ってしまうこともあります。

そんなときには、少量でカロリーも糖質も低いのに、満腹感が得られる酢もやしがおススメです。

制限や限定する「食べない」ダイエットではなく、むしろ**酢もやしを「食べる」ダイエットは、ほかのものを食べることもできて、お腹も満足、ストレスフリーの理想的なダイエットです。**

肝臓の働きが活発に！
二日酔いにも効果的

妊娠前～妊娠初期の女性に特に必要な栄養素として、厚生労働省がその摂取を勧めている「葉酸」（ビタミンB_9）。もやしに多く含まれるこの葉酸は、妊婦だけでなく、お酒をたしなむ人にも不可欠の栄養素です。

アルコールは葉酸の吸収率を悪くするので、よくお酒を飲む人は普段から積極的に葉酸をとる必要があります。アルコール性肝障害は、葉酸欠乏の原因にもなります。逆に葉酸やビタミンB_1などのビタミンB群には、肝機能を高めてアルコールの代謝を促す働きがあり、飲酒後も速やかに体からアルコールを排出、二日酔いを予防してくれるのです。

お酒を飲むと、利尿作用によって水分が体から排出され、脱水状態が起きやすくな

肝臓の働きをよくする葉酸の量

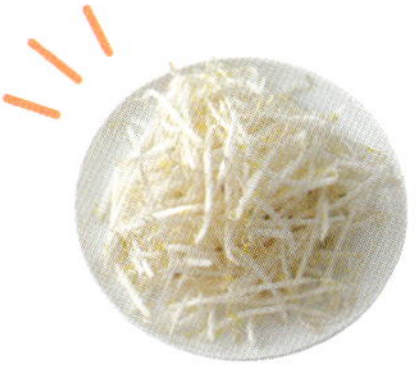

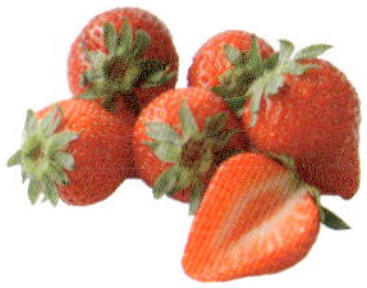

もやし

1袋 250g

には

いちご

5.7個分（114g）

の**葉酸**が含まれています。

※同重量あたりの葉酸含有量比較：いちご 90μg/100g、緑豆もやし 41μg/100g

ります。

すると新陳代謝が悪くなり、肝臓の働きも低下、アルコールをうまく分解できなくなります。

しかし、もやしのように水分の多いものを補給することで、脱水状態を防ぎ、アルコールを体から排出し、二日酔いを防ぎます。

また、お酢の酢酸は脂肪やたんぱく質をエネルギーに変えることで、飲酒によって酷使した肝臓の負担を軽減してくれます。

ですから、酢もやしはお酒のおつまみにも最適なひと品だといえます。

酢もやしをつまみながら、無理のないペースでお酒を楽しむことで、翌朝も、スッキリと目覚められるでしょう。

「ビタミンC」＋「酢」の相乗効果で、肌もきれいに

もやしに含まれるビタミンCは、皮膚や血管の老化を防ぐ、すぐれた栄養素です。紫外線や喫煙、ストレスなどによって活性酸素が増えると、細胞にダメージを与え、しわやたるみの原因に。吹き出物やニキビができて、肌の潤いが失われてしまいます。ビタミンCをとることで、シミやシワを予防。肌にハリが出て、美肌効果が期待できます。ビタミンCはお酢によって吸収が高まるので、**酢ともやしを一緒にとれる酢もやしなら、アンチエイジング効果も一層高まります**。

一方、お酢に含まれるグルコン酸は腸内の善玉菌を増やし、腸内環境を整えます。すると腸の血流がよくなり、ぜん動運動が活発になって、便秘を防いでくれます。便秘の状態が続けば、肌荒れが起こりがち。美肌を保つためには、何より老廃物である便を体外へ出す、つまり便秘を解消して、腸内環境を整えることが大切です。

第2章

さあ、酢もやし健康生活を始めよう

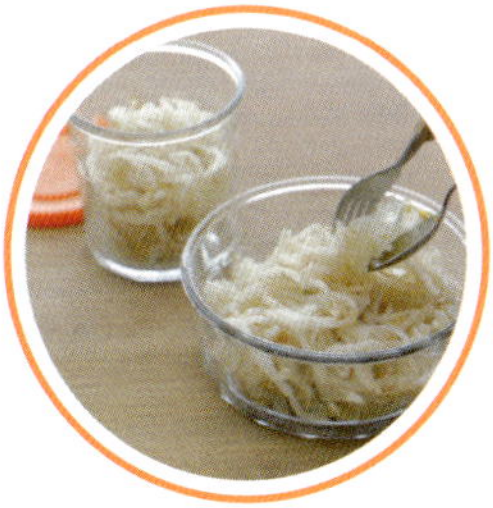

では、早速
「酢もやし」を
作ってみましょう！

基本の酢もやしの作り方

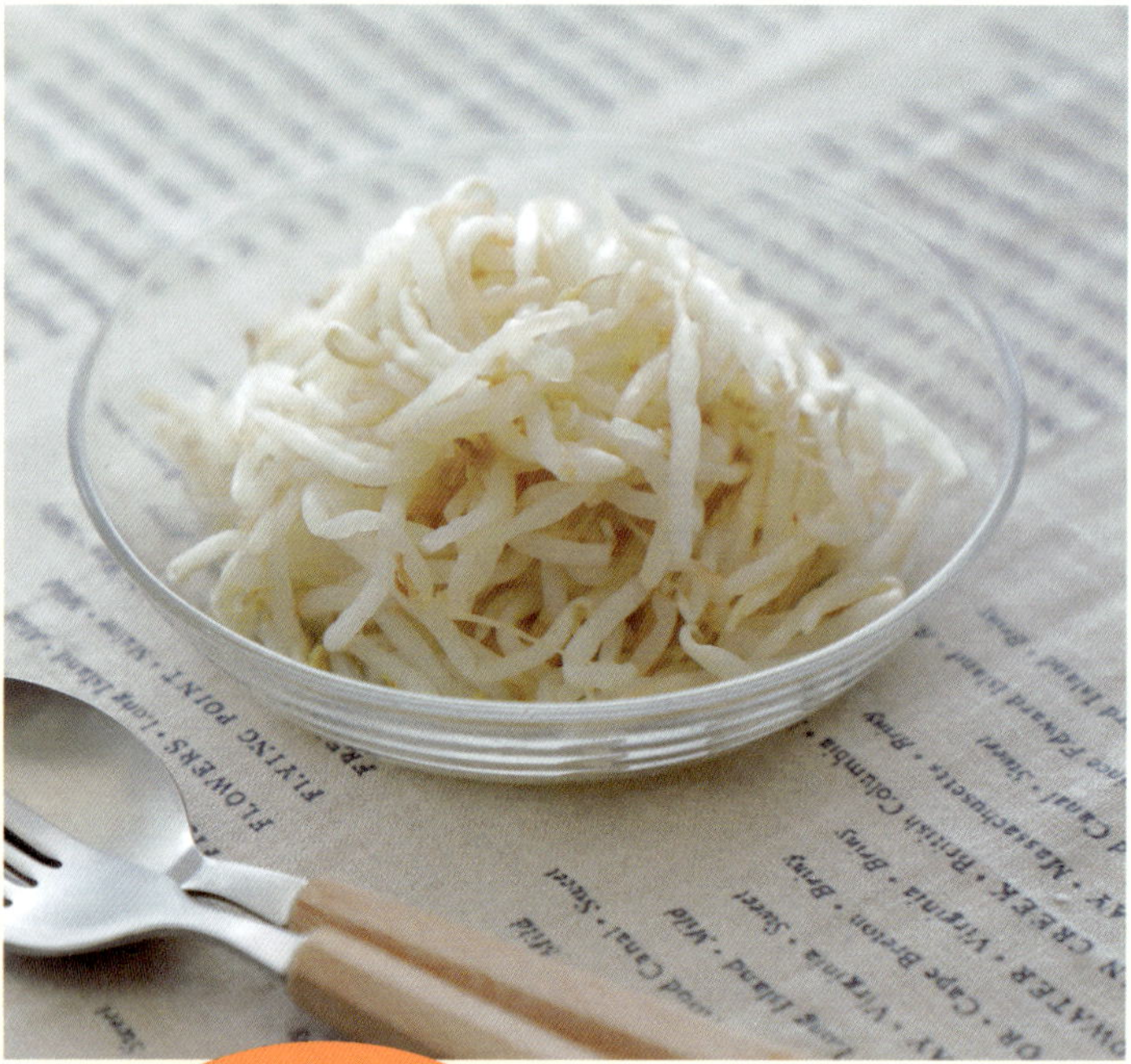

材料

もやし…1袋（250g）
酢…30㎖
砂糖…大さじ1・½
塩…ひとつまみ

酢もやしの調理法は
とても簡単。
約60～70℃に冷ました
お湯にさっとさらして、
お酢に漬けるだけ。
冷蔵庫に常備して、
さっそく酢もやし生活を
始めましょう!

※砂糖の量は味の好みや体調によって調整してください。
特に、生活習慣病の不安がある方は、量を減らしてください。
もやし1袋が200 gの場合は大さじ1が目安です。

1

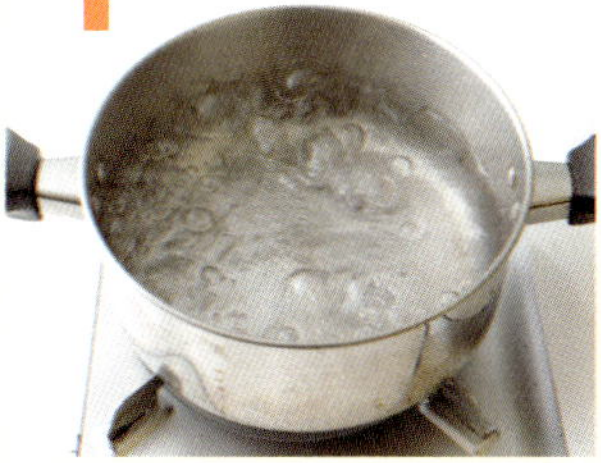

鍋に水と塩を入れて沸騰させる。

2

鍋の大きさによるが、沸騰後、火をとめて2分ほど置けばOK!

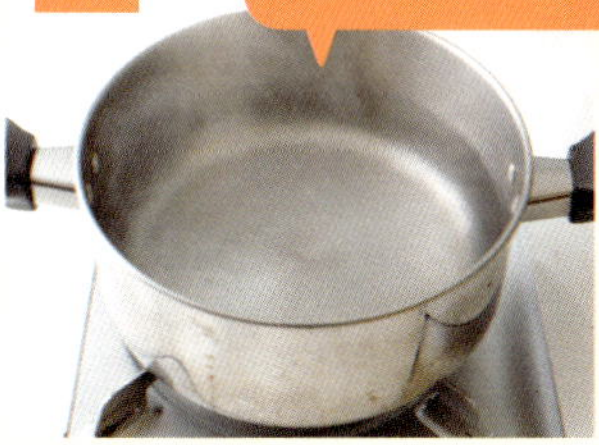

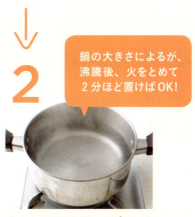

火を止めて、約60～70℃に冷ます。

3

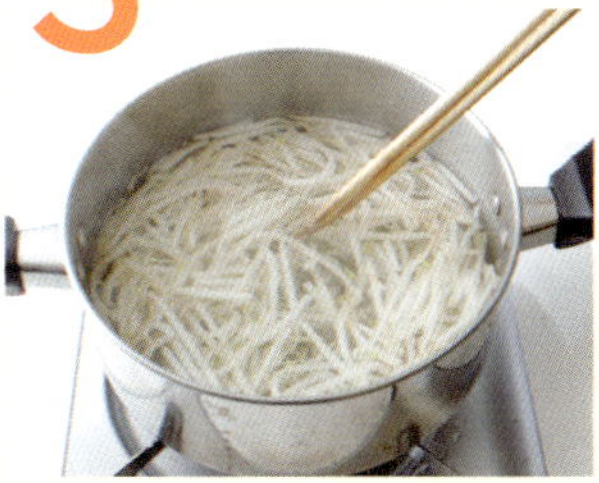

2の鍋にもやしを入れ、1分間置く。

4

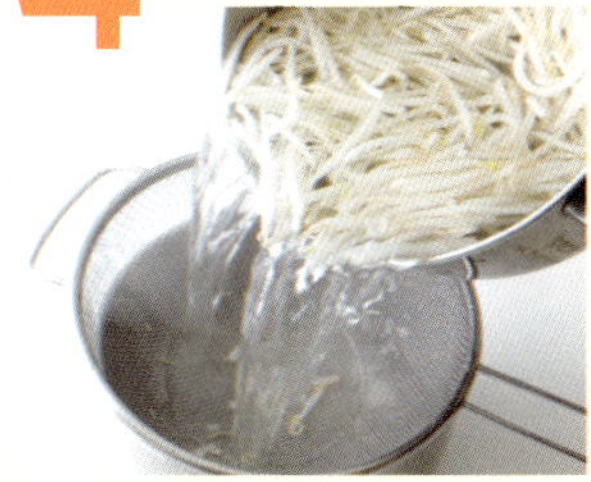

ざるに上げ、水気をきる。

もやしは冷水にさらさず、そのまま使おう。

5

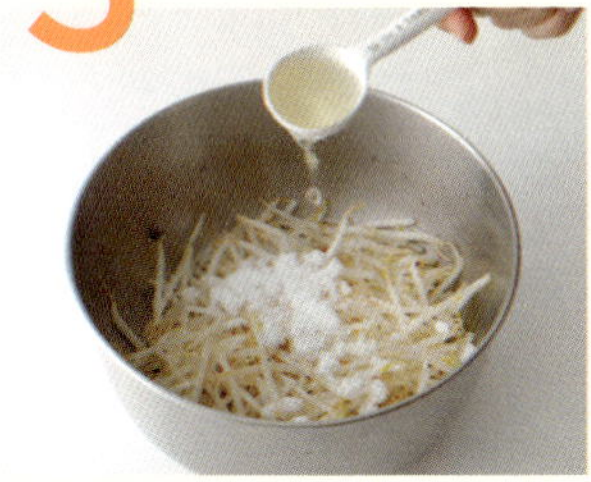

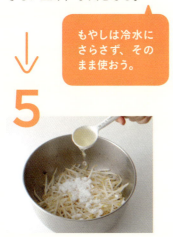

酢と砂糖を加えて軽く混ぜる。

6

作り置きする場合はタッパーなど密封容器で保存して。

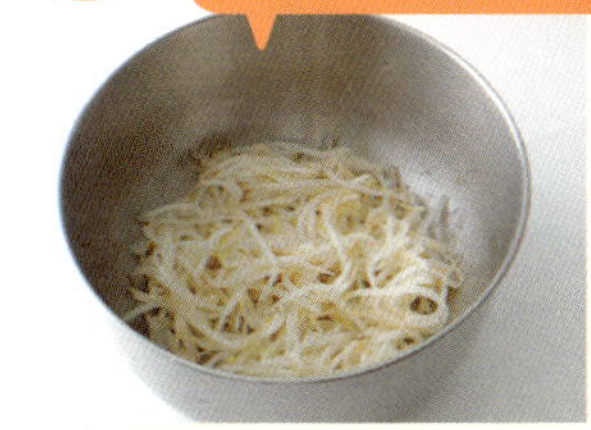

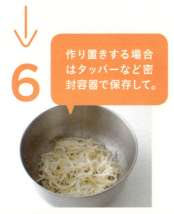

冷蔵庫で約半日置いたら食べごろ。

目的別にもやしやお酢の種類を変え、さらに健康効果を上げる

本書のレシピでは、毎日続けて食べやすいように、手に入りやすくて、**安価で一般的な緑豆もやしと穀物酢**を使用していますが、もやしと酢にはさまざまな種類があります。

たとえば最近、ストレスが特にたまっているという場合は、抗ストレス効果が期待できる大豆もやしを使うなど、お好みによって変えてみるのもよいでしょう。

いくつか、代表的なもやしと酢の種類を紹介します。

リーズナブルで食べやすい

穀物酢

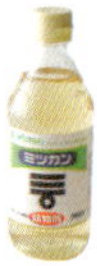

小麦、米、コーンなどの穀物から作られる最も一般的なお酢。酸味は低めで、価格がリーズナブルなのもうれしい。

疲労回復効果の高い

米酢

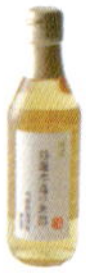

お米のまろやかな味わいが特徴でお寿司にも使われる。クエン酸が豊富で、抜群の疲労回復効果が期待できる。

ダイエット、美容に！

黒酢

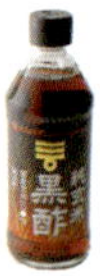

黒褐色のお酢。玄米や大麦を原料として醸造されている。アミノ酸を豊富に含み、アンチエイジング効果が期待できる。

むくみや高血圧に働く

りんご酢

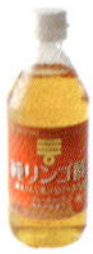

フルーティーな味わいのりんごのお酢。余分な塩分を排出するカリウムが豊富で、むくみや高血圧などにも。

いろいろなもやしで さまざまな健康効果

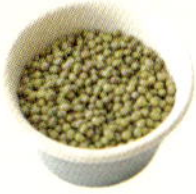

安価で、手に入りやすい 緑豆もやし

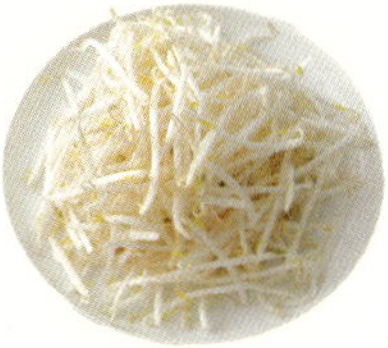

一般にもやしといえばコレ！！国内のもやしで約９割のシェアを誇り、軸は太めで、シャキシャキした食感が特徴です。糖質が少なく低カロリーなので、ダイエットにも最適。

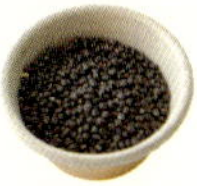

慢性的な疲労に 黒豆もやし

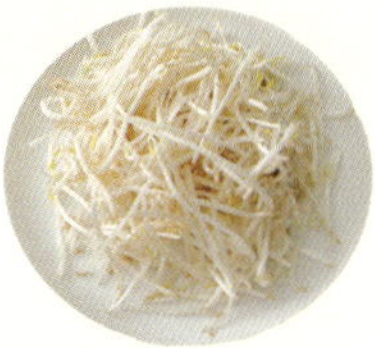

緑豆もやしよりやや細く、ほのかな甘みがあるのが特徴。３つの中では最もビタミンＣが多く、血管の強化、動脈硬化の予防、コレステロール低下などの働きが期待できる。

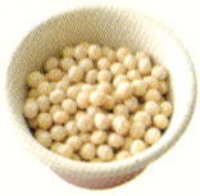

若々しい体を保つ 大豆もやし

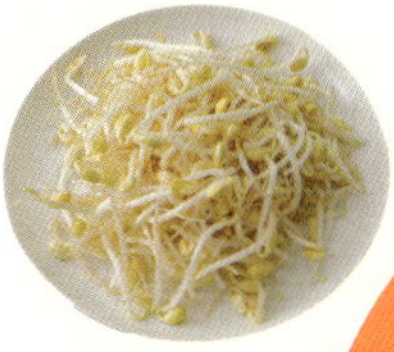

大豆たんぱく質をはじめ、イソフラボンやサポニン、レシチンなど大豆特有の栄養素を豊富に含み、高血圧、糖尿病、大腸がんの予防や更年期障害の改善にも効果が期待できる万能もやし。ストレスを解消し、リラックス効果があるといわれるＧＡＢＡも含んでいる。

緑豆もやしと黒豆もやしの調理法は一緒です。大豆もやしを使う場合は、お湯につける時間を２分にするか、600 Wのレンジで１分半加熱してください。

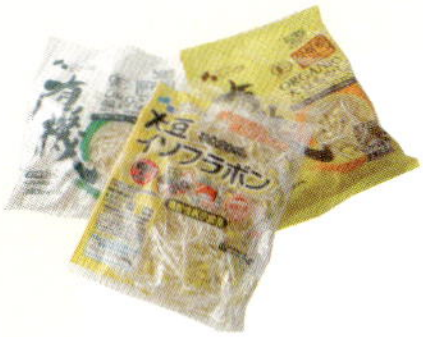

最近は有機栽培のもやしや、大豆イソフラボンが豊富な機能性表示食品など、安全で栄養価の高いさまざまな商品が販売されている

1日1～2回、30口程度の酢もやしで疲れ知らずの体に

いよいよ酢もやし生活のスタート！　酢もやしは1日80ｇを目安に食べましょう。

もやし1袋が約250ｇですから、1袋を3日で食べきる計算になります。

1日に10㎖のお酢をとると、血圧を下げる効果がありますが、もやし1袋分の酢もやしを作るのに、お酢を30㎖入れるので、毎日ちょうどよい量を摂取できます。

1日1回食べる場合は朝昼晩、いずれかの食事に酢もやし80ｇをとりましょう。

1日2回の場合は40ｇずつ、朝と晩など都合のいいときに食べましょう。

40ｇならほんの一口、二口ですので、お昼のお弁当に入れるのもいいでしょう。

もちろん、**たくさん食べたい人は80ｇにこだわらず、量を増やしてもOKです。**

ただし、週に1回まとめて食べるなどの方法はおススメできません。

できれば少量でも毎日とる方が健康効果を期待できます。

「酢もやし」はこれだけで大丈夫!!

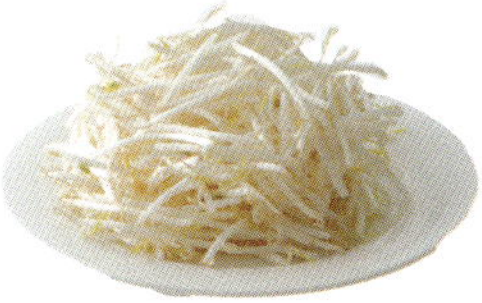

（生もやし）
Before

生のもやしの状態から、
酢もやしにすることで、
かなりかさが減るので、
無理なくたくさん食べられる

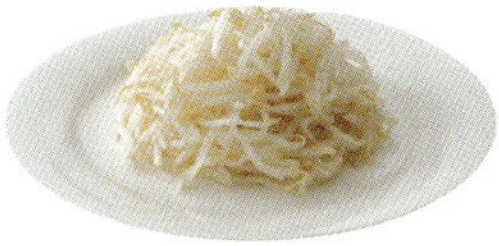

（酢もやし）
After

もやし1袋分の酢もやし（3日分）

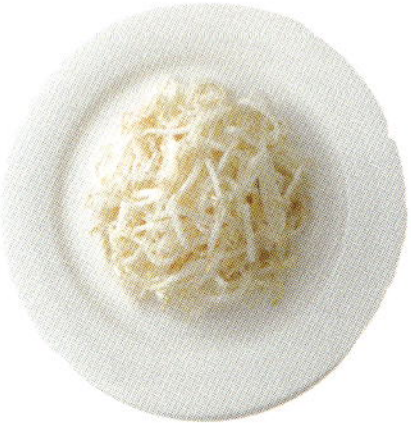

基本的にこの量（1袋250g）を3日で食べきる。もっと食べたい人は1～2日で食べてもOK!

1日2回ならこの2つ分

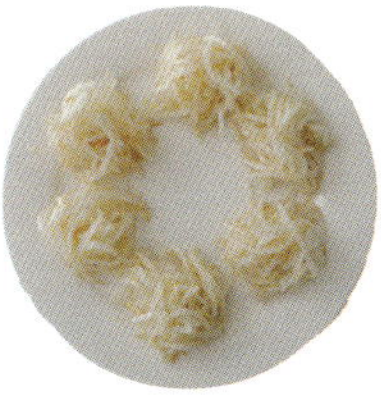

1日2回酢もやしを食べる場合は、この1つ分の量（40g）を2回食べる。ほんの1口か2口!

1日1回ならこの1つ分

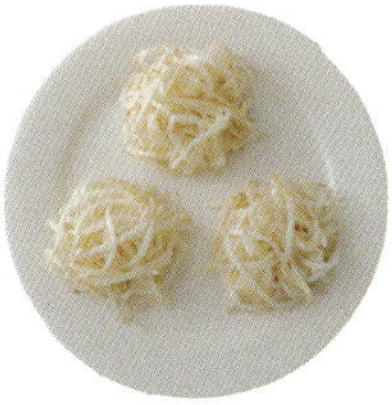

1日に1回酢もやしを食べる場合は、この1つ分の量（80g）でOK。意外に少ないので、楽に続けられる

食べ方の基本は「酢もやしファースト」で

酢もやしは食事の最初に食べるのが基本です。

歯ごたえのよい酢もやしを最初に食べることによって、唾液の分泌を促し、消化酵素が出やすくなるので、**内臓の負担を減らし、胃もたれしにくくなります。**

また、満腹中枢を刺激し、食べたものが脂肪として蓄積《ちくせき》するのも防げます。

特に減量中の方は、食事の30分前に酢もやしを食べましょう。それが難しいという方は、食事の直前に酢もやしを食べておくと、空腹による食べすぎを抑えられます。

減量に一番効果があるのは、ごはんやパンなどの主食と置き換えることです。

腹8分目まで食事をした後、最後に酢もやしを食べるのもおススメです。

酢もやしで口の中をさっぱりさせることで、もう少し食べたいという欲求を抑え、食べすぎを防げます。食前と食後の酢もやしで健康にスリムになりましょう！

夕食に

主食を
酢もやしに置き換えて
ダイエットしたい人

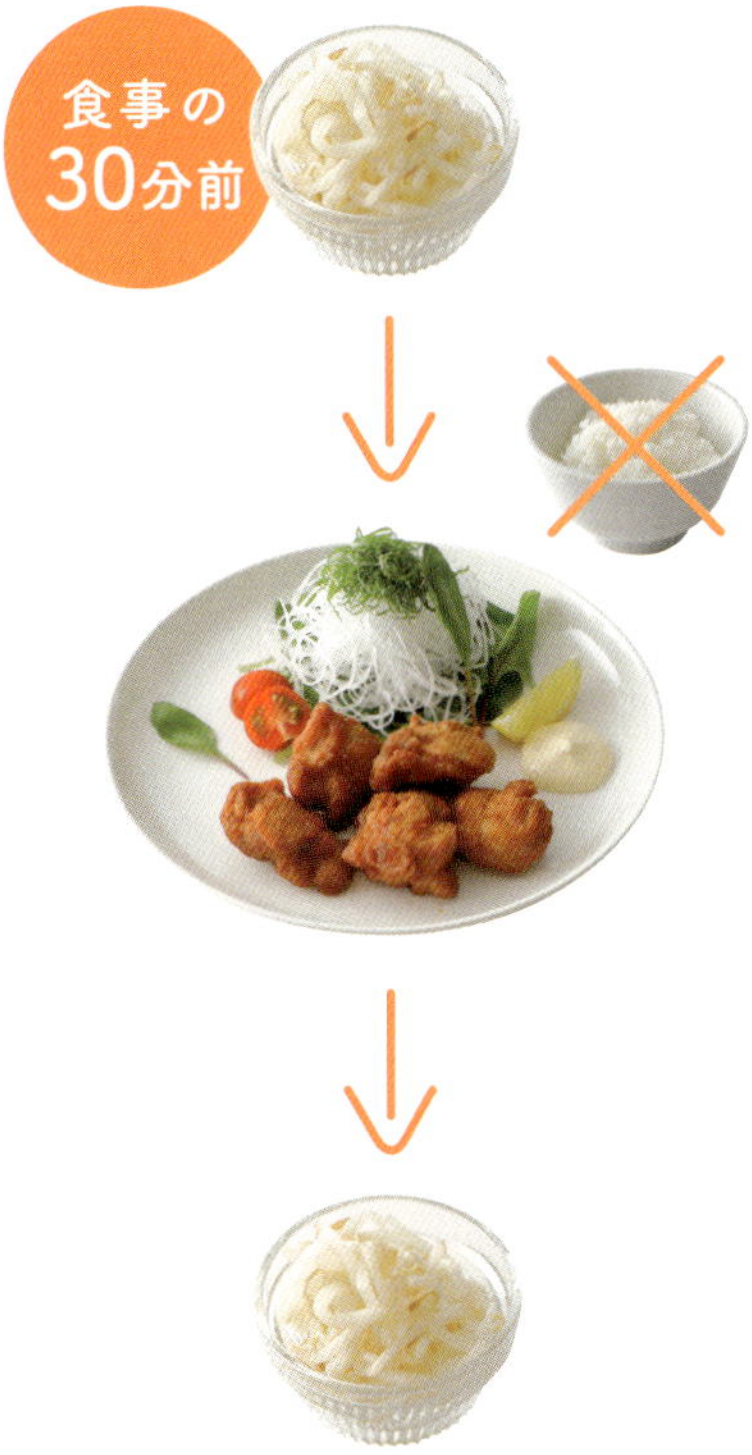

減量中の方はごはんやパンの代わりに酢もやしを。まず食事の 30 分前に酢もやし 40g を食べて、30 分後にメインディッシュ、最後に酢もやし 40g という順番。
満腹感もあって、ダイエット効果アップ

朝食に

いつもの食事に
プラスする！
疲れをとって健康になりたい人

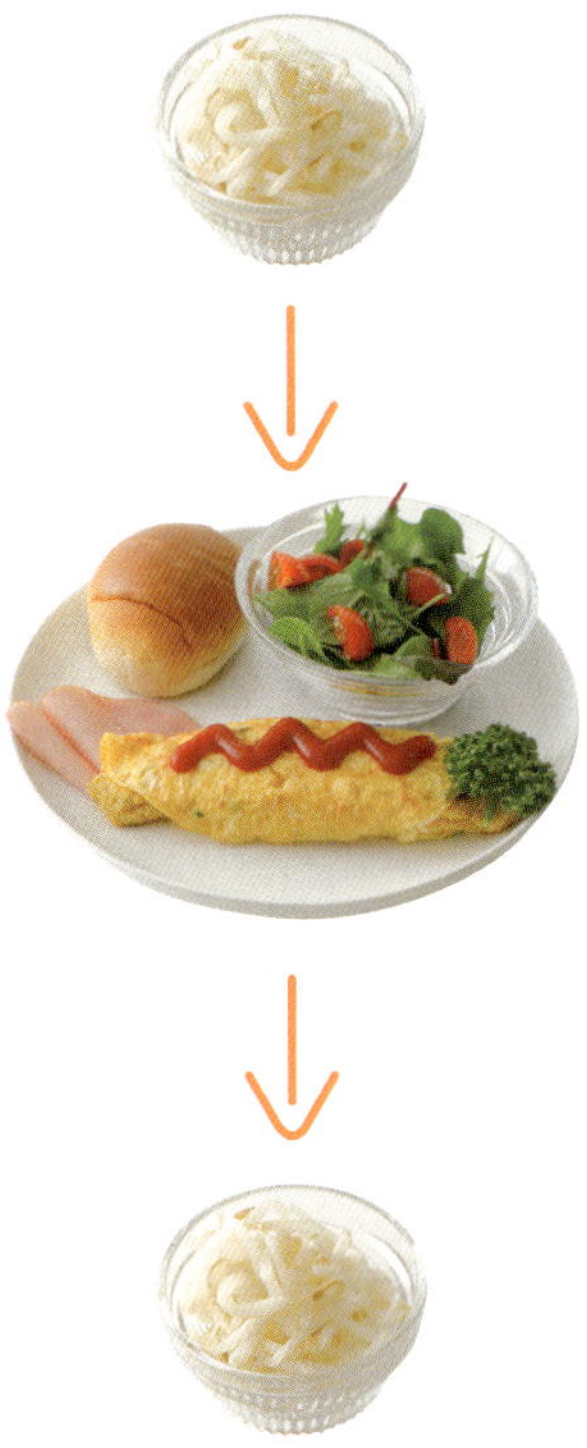

健康増進のために酢もやしを食べる場合は、まず最初に酢もやし 40g を食べて、朝食をとり、最後に酢もやし 40g を食べます。もちろん昼食、夕食に酢もやしを加えても OK！

これを守ればラクラク健康生活を満喫！

酢もやし健康法の4つのルール

ルール❶　もやしはなるべく水にさらさない

もやしは水だけで栽培され、出荷前にも洗浄されているので、基本的に調理前の水洗いは必要ありません。水にさらすと水溶性のビタミンB_1やCが溶けて流れてしまいます。ゆでた後も水にさらさず、そのまま調理しましょう。

ルール❷　お湯にさらす時間は1分を厳守

もやしを熱湯でぐつぐつ煮込むと、表のようにビタミン群や葉酸、カリウムなどの

ゆでるとこんなにもやしの栄養素が減ってしまう（可食部100gあたり）

	ビタミンB1	ビタミンB6	ビタミンC	葉酸	カリウム
生もやし	0.04mg	0.05mg	8mg	41μg	69mg
ゆでもやし	0.01mg	0.02mg	2mg	33μg	24mg

「日本食品標準成分表2015年版（七訂）」引用

栄養素が煮汁に溶け出しなくなってしまいます。煮汁を捨てると、そこに溶けだした栄養素も流れてしまうことに。

本書ではなるべく栄養素が壊れないように、約60〜70℃のお湯に1分間つけるという方法を推奨しています。**ラップをかけて、600Wの電子レンジで約1分間チンするという方法でもOK**です。

ルール③ 保存は約1週間OK！作り置きでラクラク健康生活

もやしは足の早い食品ですが、防腐効果の高い酢につけると長持ちします。保存状態にもよりますが、密封容器に入れて冷蔵庫に入れておけば、約1週間は保存可能。

2～3袋まとめて作り置きすれば手間が省けてラクチン。

ただし漬け汁が減りすぎたり、何度も開閉して空気に触れると保存期間が短くなったりするので要注意。いたんでいないか、味やにおいなどを必ず確認してください。

ルール❹ 漬け汁のお酢も一緒にいただこう

お酢にはさまざまな栄養分が含まれていて疲労回復にも抜群の効果を発揮します。

漬け汁は捨ててしまわず、できればもやしにかけるなどして一緒にとりましょう。

ただし、血糖値、血圧の高い方は汁をとるのはひかえた方がよいでしょう。

酢もやしレシピでは、漬け汁を使った料理の作り方も紹介しています。

第3章

すぐにできる!

簡単酢もやし健康レシピ!

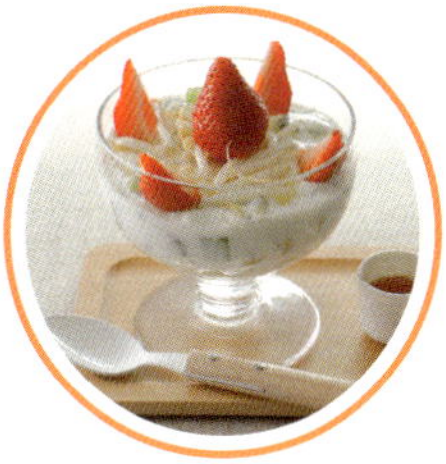
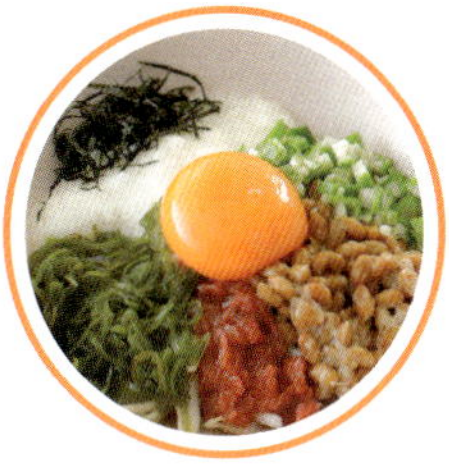
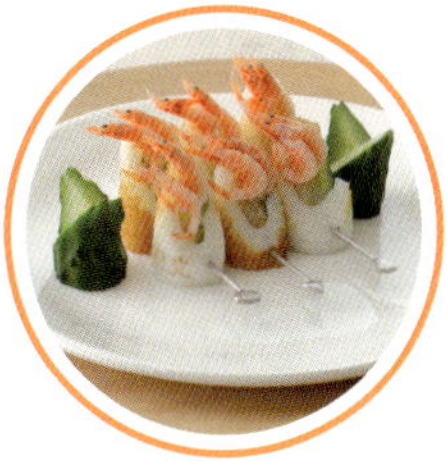

「酢もやし」ですぐに作れる簡単レシピを紹介します。
ほかの具材と混ぜるだけの超お手軽なレシピを多く
掲載していますので、料理が苦手な人でも大丈夫!

【レシピの見方】計量単位は大さじ1 = 15ml、1カップ= 200mlです。/卵のサイズはMサイズを使用しています。/電子レンジのワット数は600Wです。ただ、メーカーや機種によって異なりますので、様子を見ながら加減してください。また、加熱する際は、付属の説明書にしたがって、高温に耐えられる容器や皿を使用してください。

レシピの写真はイメージであり、パセリなどの添えものは材料などに含まれていません。見た目も異なる場合があります。

【注意】レシピの調味料の量は健康な方がおいしく食べられることを基準にしています。糖尿病、高血圧など、持病のある方、生活習慣病の不安がある方は、量を減らしてください。

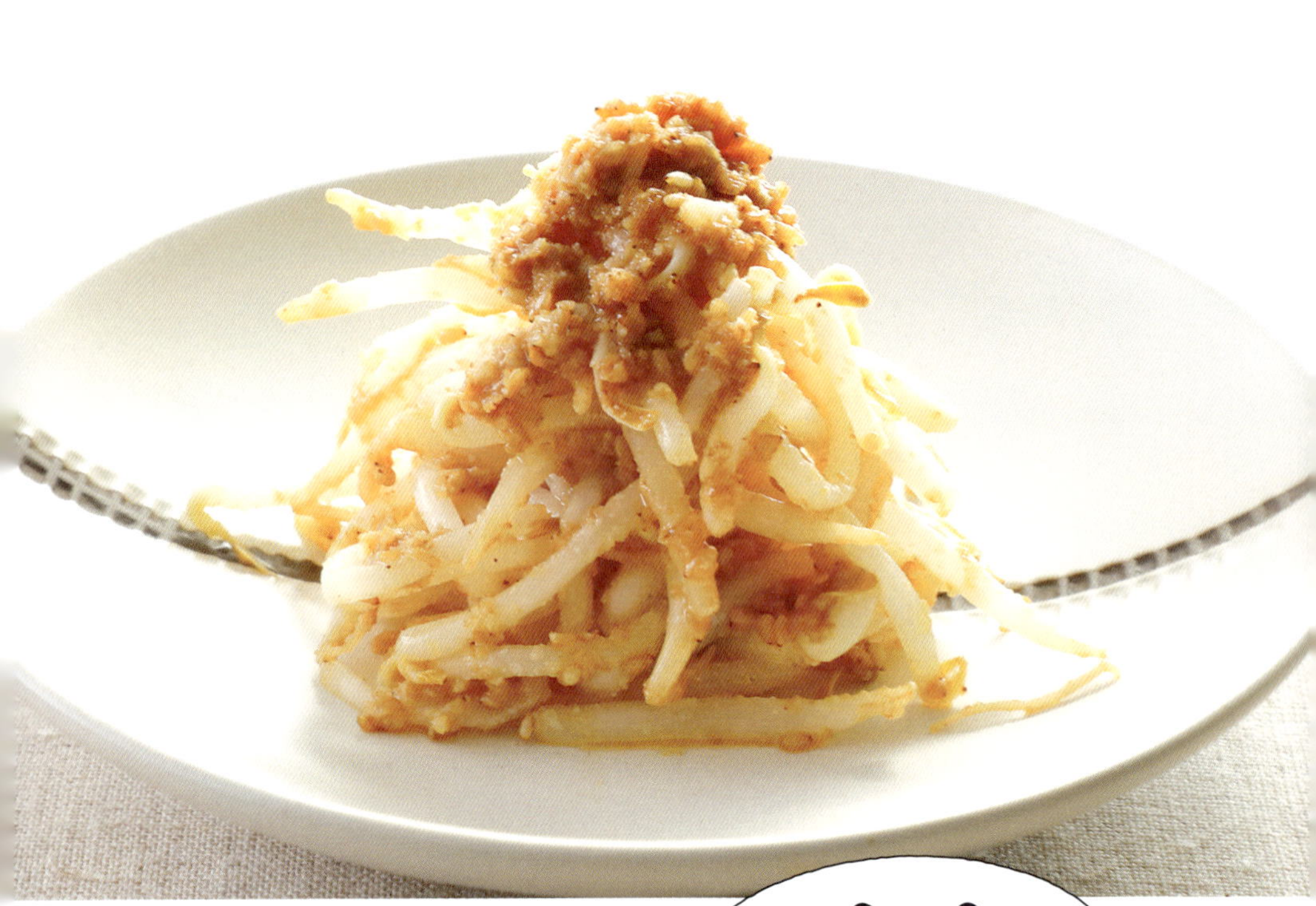

ごまと混ぜるだけ!

ごまの「セサミン」で、
疲労回復効果が倍増

コクうま酢もやし

材料（2人分）

酢もやし…100g
白すりごま…大さじ2
しょうゆ…小さじ2
砂糖…少々

作り方

1 ボウルに白すりごま、しょうゆ、砂糖を合わせる。
2 1に酢もやしを入れて混ぜる。

便秘　美肌

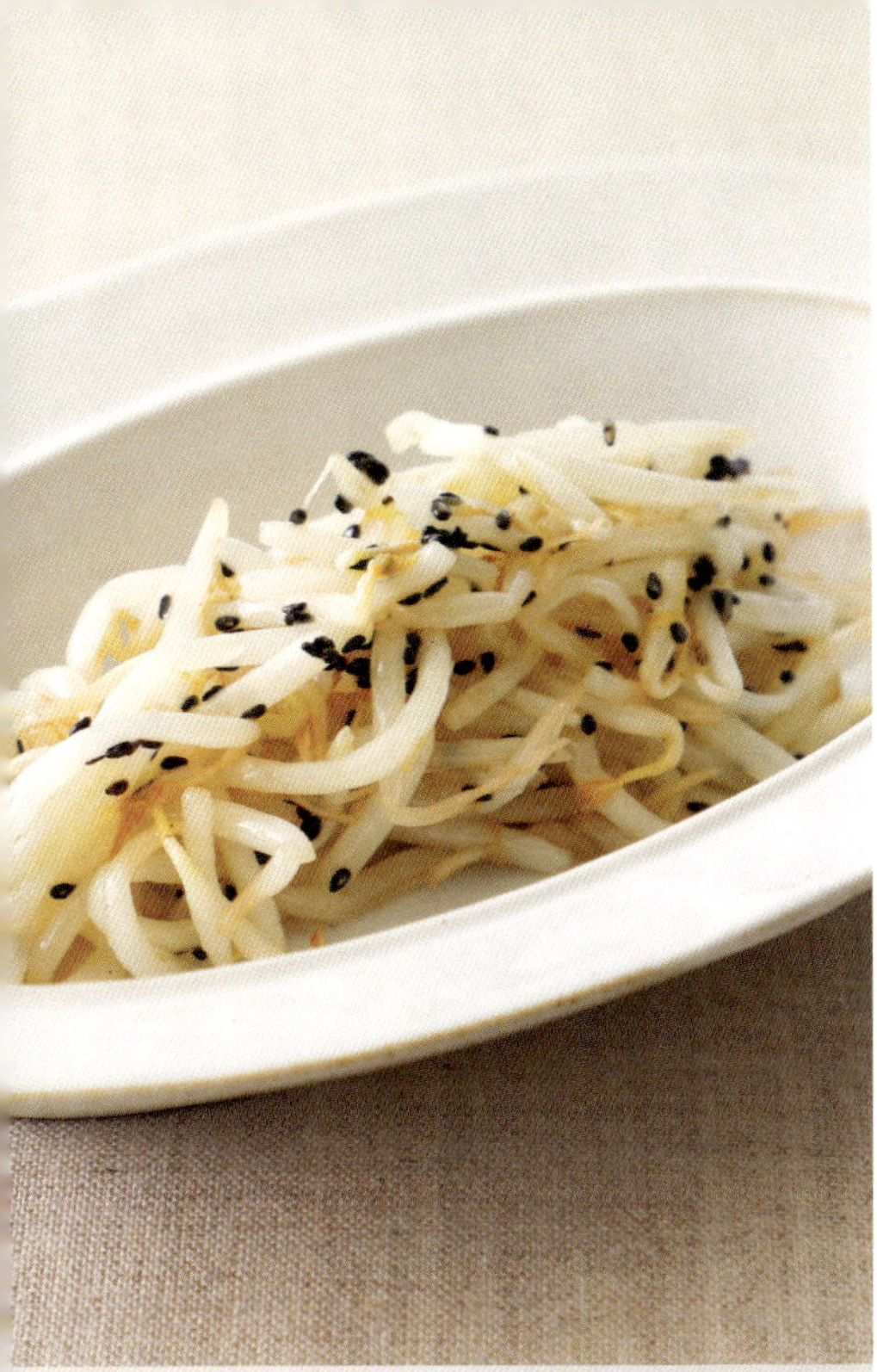

疲れ肌をたちまち元気に！

やみつきナムル

材料（2人分）

酢もやし…200g
A
- 黒ごま…大さじ1
- ごま油…大さじ2
- 鶏ガラスープのもと…小さじ1/2
- 塩…1つまみ

作り方

1 ボウルにAの材料を合わせる。
2 1に酢もやしを入れて混ぜる。

動脈硬化　便秘　美肌　中性脂肪

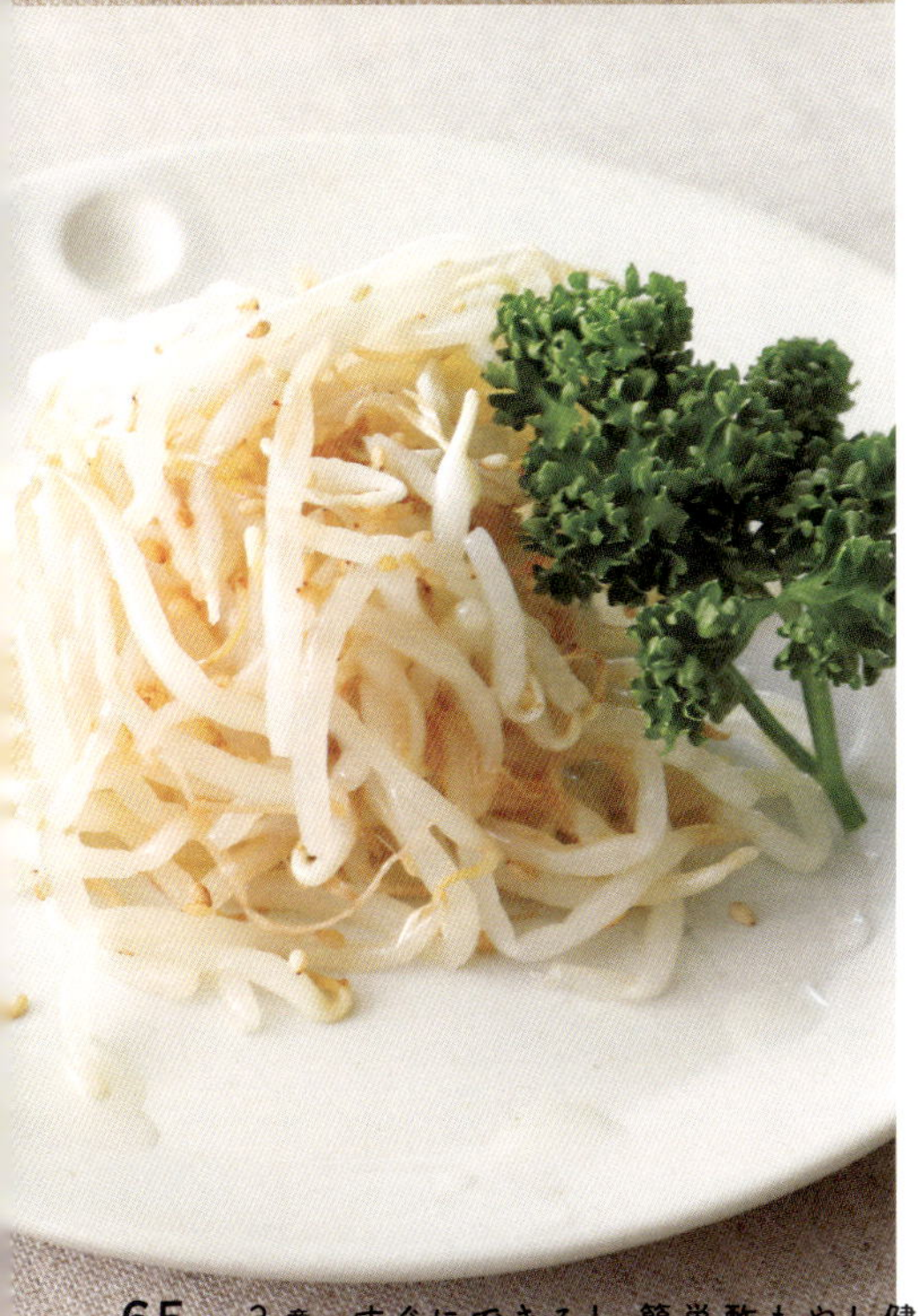

脳の栄養分、
オメガ3がたっぷり

えごま和え

材料（2人分）

酢もやし…100g
白ごま…大さじ1
えごまオイル…大さじ1

作り方

1 酢もやしにえごまオイルを回しかける。
2 白ごまをふりかける。

動脈硬化　便秘

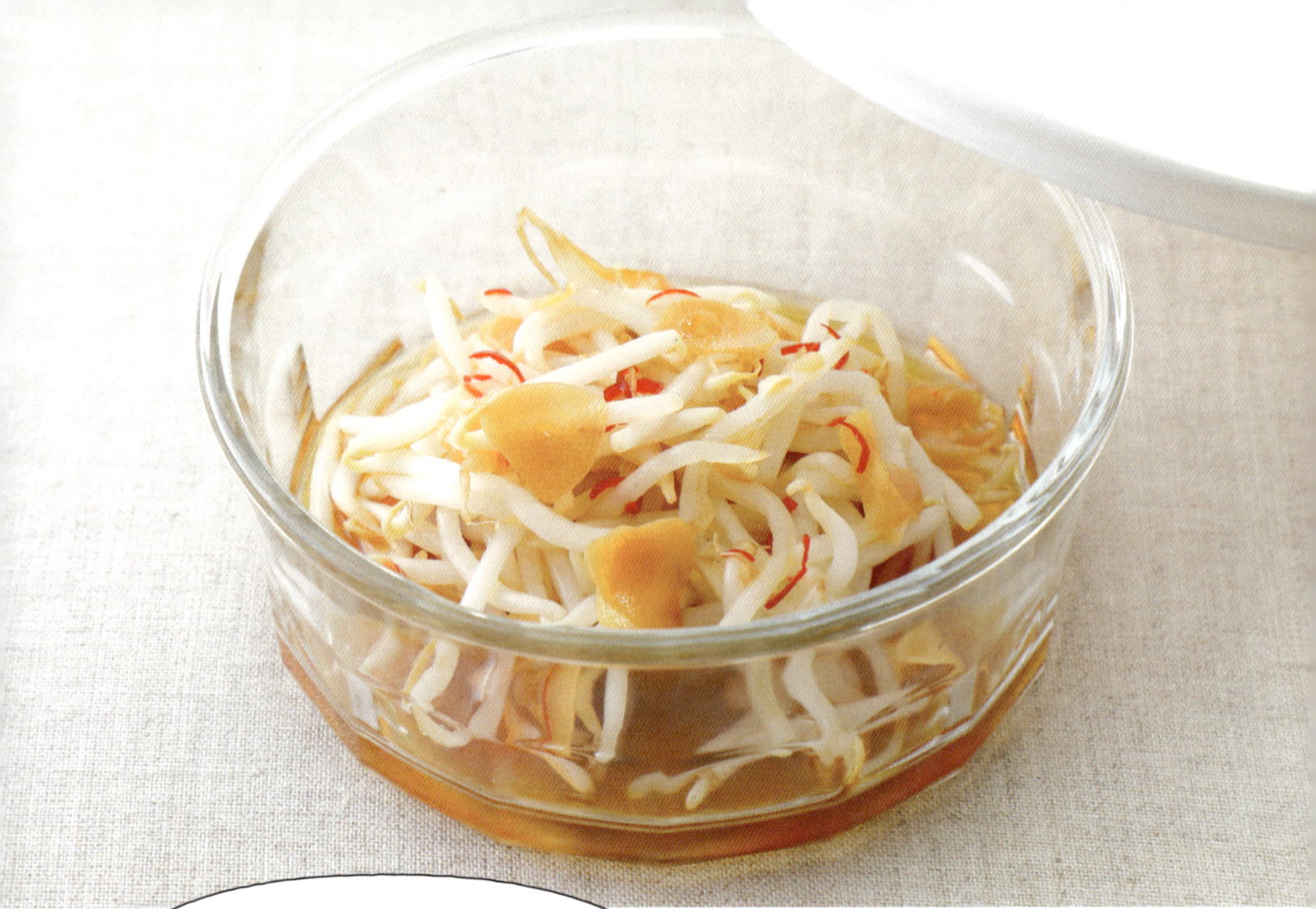

にんにくと混ぜるだけ！

にんにくパワーで
エネルギー代謝を促進
しつこい疲れを撃退!!

パワー充てん！ しょうゆ漬け

便秘

ダイエット

材料（2人分）

酢もやし…120g
にんにく…1かけ
唐辛子…1本
しょうゆ…大さじ1/2
みりん…大さじ1/2

作り方

1 にんにくを薄切りにする。
2 唐辛子を輪切りにする。
3 保存容器にすべての材料を入れて混ぜ、冷蔵庫で半日寝かす。

Point

冷蔵庫に常備したい！
何にでもあう万能な副菜。ごはんのあてにも、
野菜炒めの最後にトッピングしてもあう！

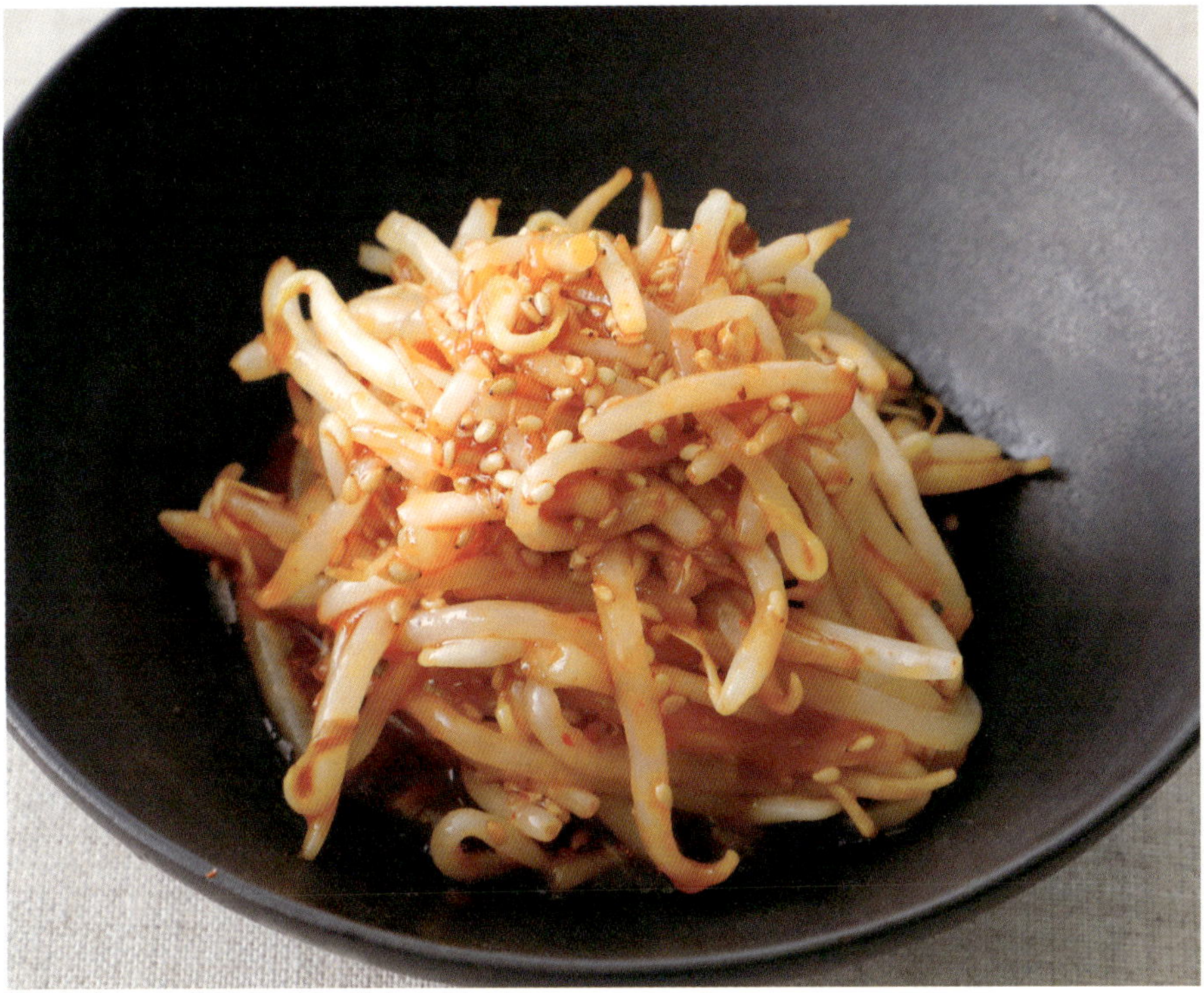

麺を減らしてラーメンにトッピング
カロリー OFF のスタミナ料理に変身！

ラーメン屋さんの酢もやし

材料（2人分）

酢もやし…100g

A
- にんにくチューブ…少々
  （生なら1かけをみじん切り）
- ごま油…小さじ3
- 白ごま…小さじ2
- コチュジャン…小さじ2
- めんつゆ…小さじ1
- しょうゆ…小さじ1
- 一味…少々

作り方

1 ボウルにAの材料を合わせる。
2 1に酢もやしを入れて混ぜる。
※麺類に混ぜたり、トッピングにしてもおいしい。

便秘　ダイエット　食欲増進

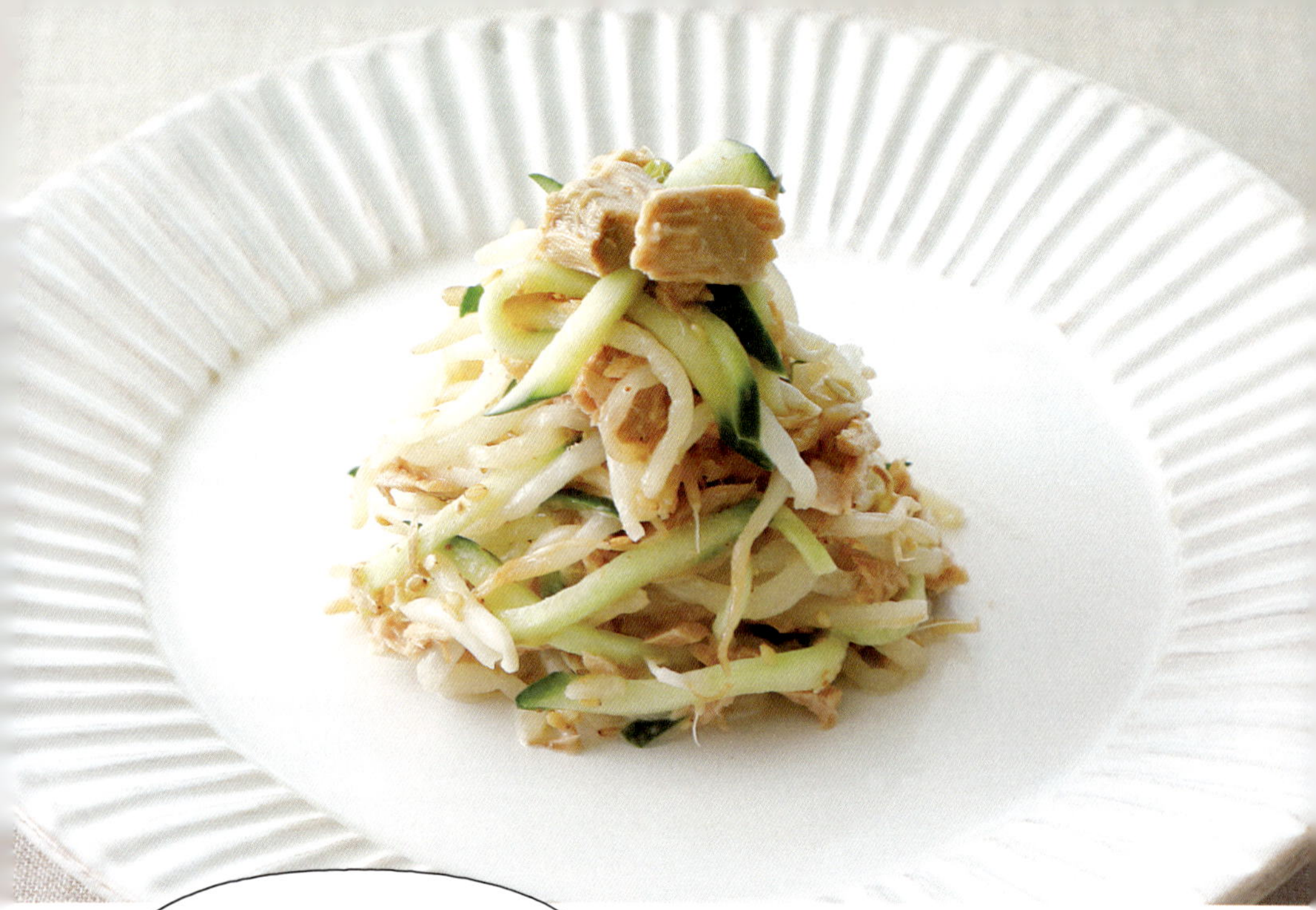

ツナ缶と
混ぜるだけ！

低カロリーなのに
代謝アップ力抜群！

さっぱりツナサラダ

動脈硬化

ダイエット

材料（2人分）

酢もやし…100g
ツナ缶（ライトツナではない通常の油漬けのもの）…1缶
きゅうり…1本
ごまドレッシング…大さじ2
白ごま…大さじ1（お好みで）

作り方

1 ツナは油をきってみじん切りにする。
2 きゅうりを細切りにする。
3 酢もやしに1、2とごまドレッシング、白ごまを入れて混ぜる。

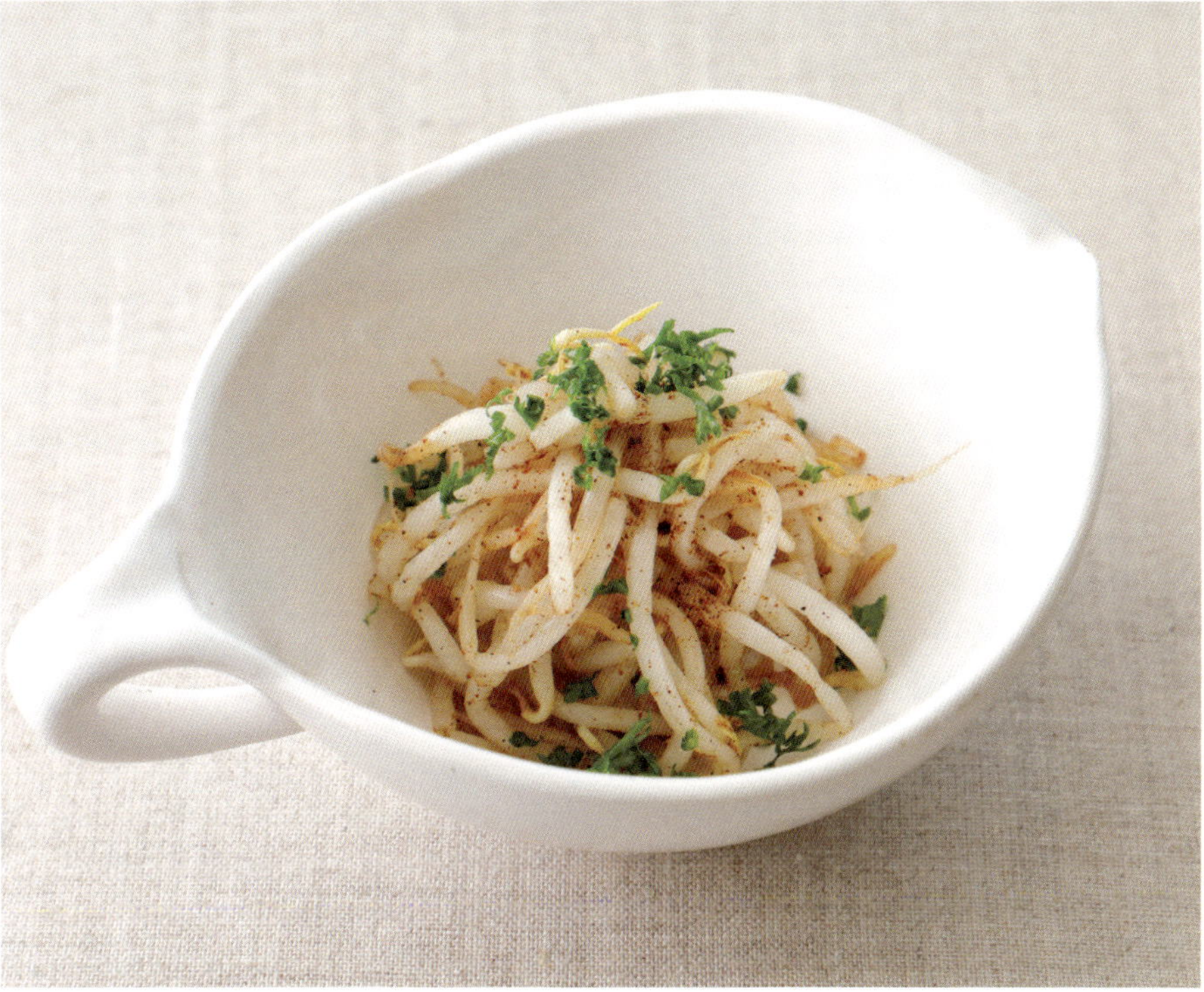

ウコンのパワーで胃腸スッキリ！
飲み疲れには最適のひと品！

ツナのミラクルスパイス和え

材料（2人分）

酢もやし…100g
ツナ缶（ライトツナではない通常の油漬けのもの）…1缶
カレー粉
（またはガラムマサラ）…小さじ1
しょうゆ…大さじ1/2
パセリ…少々

作り方

1 ツナをみじん切りにする。
2 酢もやしに1を入れ、しょうゆ、カレー粉と混ぜる。
3 パセリのみじん切りを散らす。

二日酔い　食欲増進

Point
お好みでマヨネーズ、ケチャップ、ソースを加えてもおいしい。

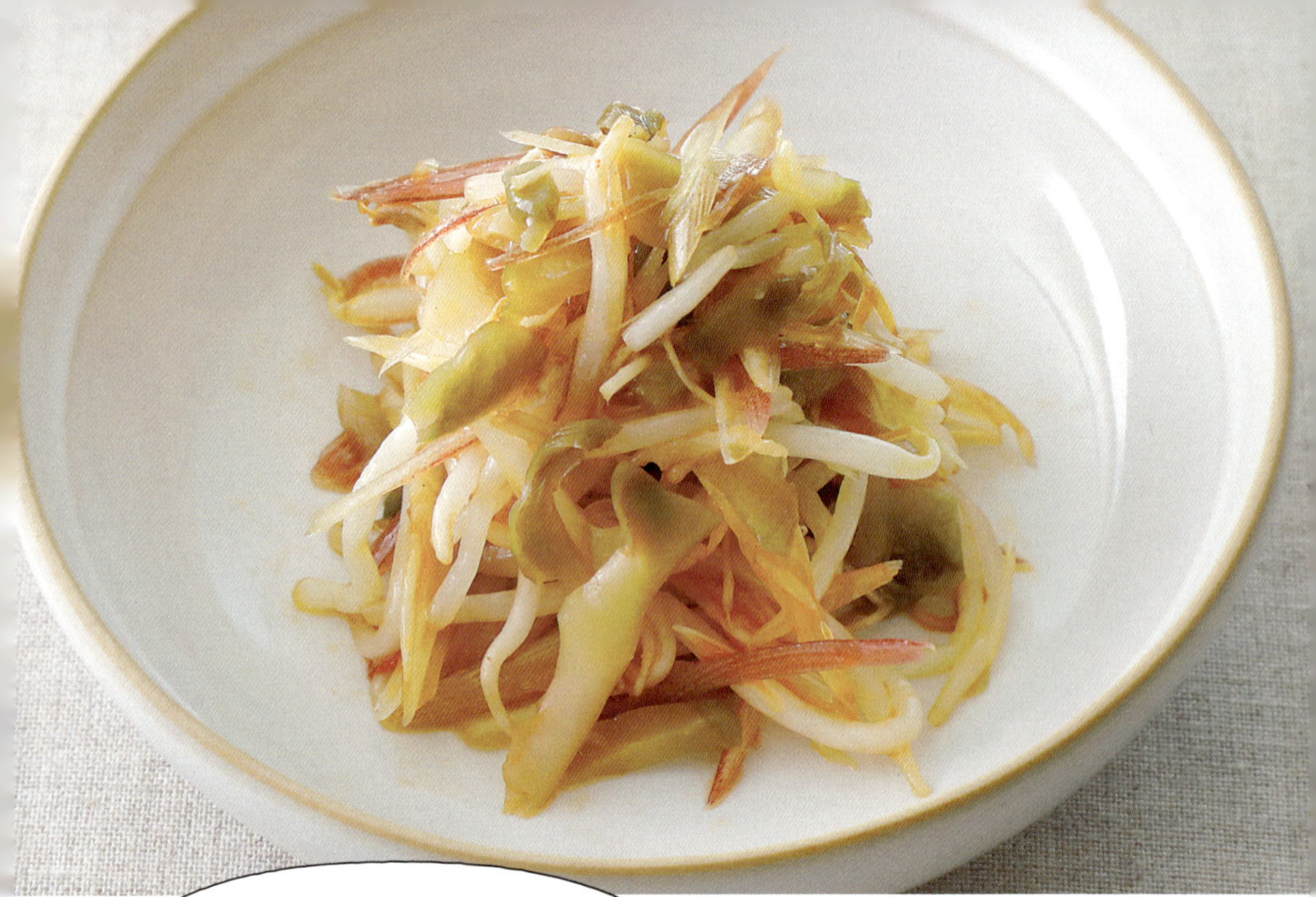

ザーサイと
混ぜるだけ!

低カロリーの
ザーサイは
ダイエットに効果大

コリコリザーサイ和え

ダイエット

便秘

材料（2人分）

酢もやし…100g
ザーサイ…40 g
みょうが…3 本
A
- ごま油…大さじ1
- 塩…少々
- しょうゆ…少々
- 砂糖…少々
- 酢…少々
- 豆板醤《トウバンジャン》…少々

作り方

1 ザーサイとみょうがを千切りにする。
2 ボウルに A の調味料を合わせる。
3 2 のボウルに 1 と酢もやしを入れて混ぜる。

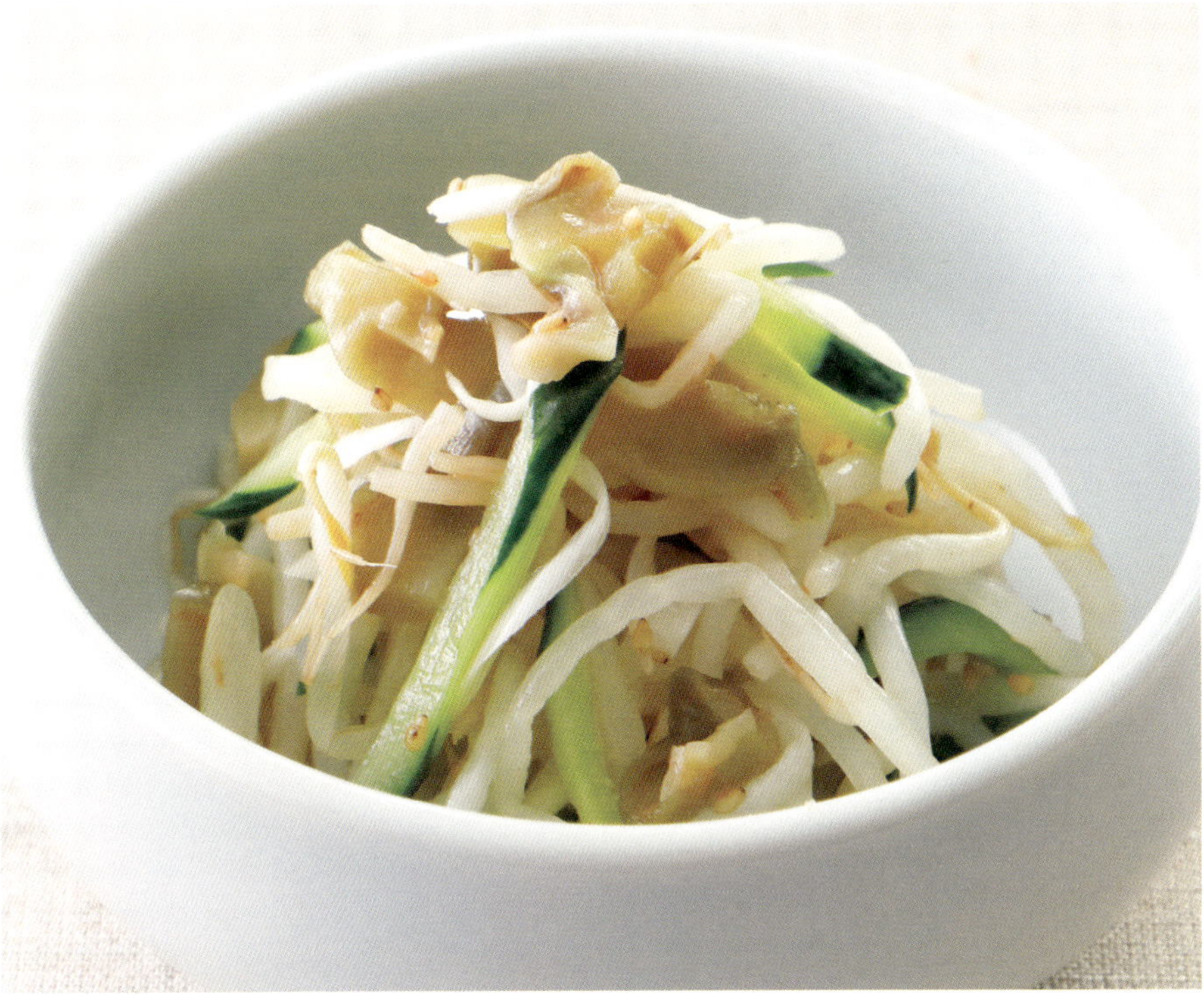

消化機能を高め、全身デトックス
弱った胃腸に最適の副菜

胃腸にやさしい 3種和え

便秘

食欲増進

材料（2人分）

酢もやし…60g
ザーサイ…120g
長ねぎ…1本
きゅうり…1本
A ┌ 砂糖…小さじ1/3
　│ 塩…1つまみ
　│ ごま油…小さじ1
　└ 白ごま…小さじ1

作り方

1 ザーサイと長ねぎは細切りにする。
2 きゅうりは細切りにし、少量の塩（分量外）でもんで水をきる。
3 ボウルにAの調味料を合わせる。
4 3のボウルに酢もやしと1、2を入れて混ぜる。

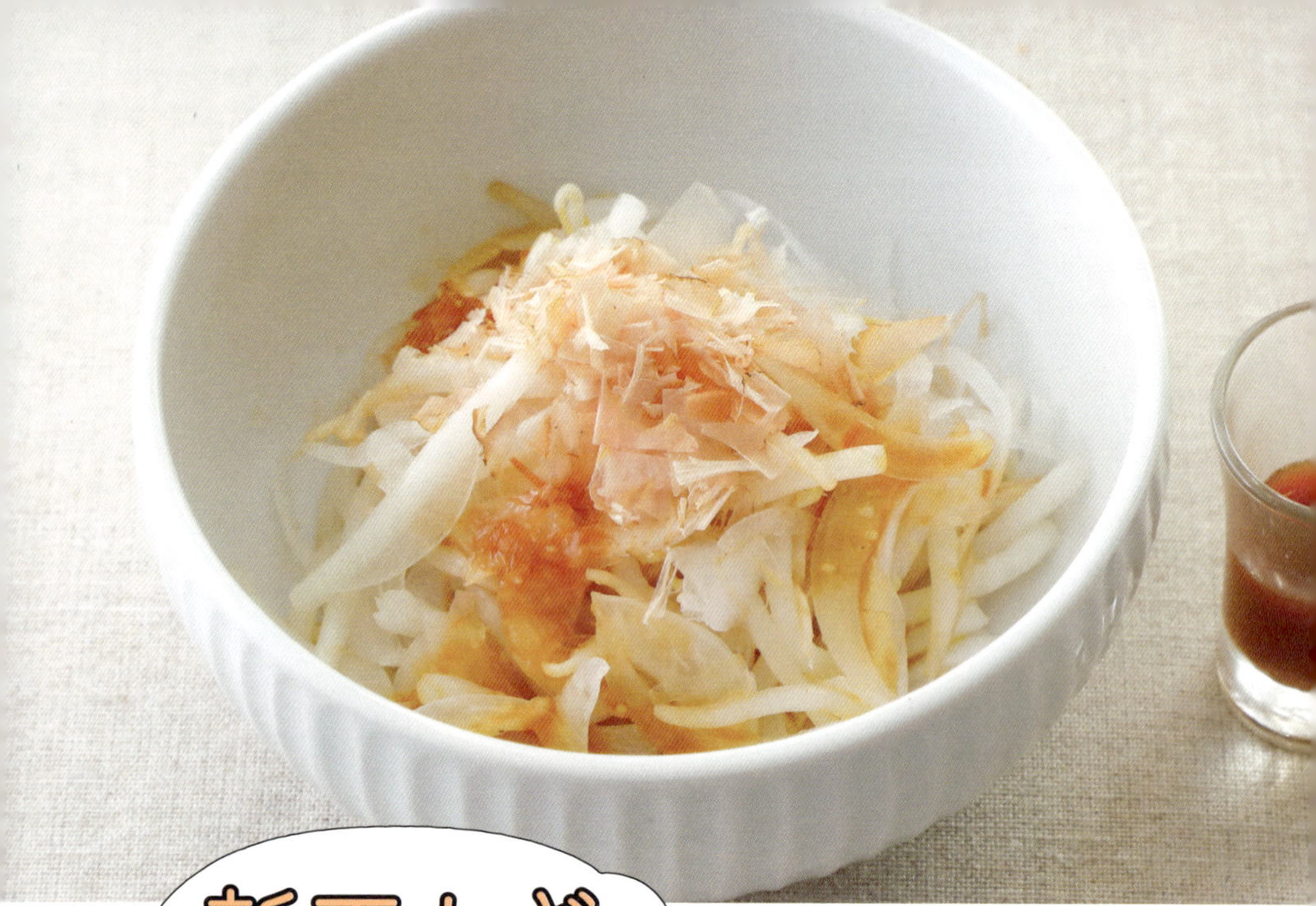

新玉ねぎと
混ぜるだけ！

新玉ねぎの辛味成分が
血行を促進

新玉ねぎとかつお節の血液サラサラ和え

動脈硬化

中性脂肪

材料（2人分）

酢もやし…200g
新玉ねぎ…1/2個
かつお節…小1袋（5g）
白ごま…小さじ1
しょうゆ…小さじ1

作り方

1 新玉ねぎを薄くスライスする（辛味が苦手な人は冷水にさらす）。
2 小鉢に酢もやしを盛り、新玉ねぎ、かつお節をのせる。
3 白ごまとしょうゆを回しかける。

Point

大人はわさびじょうゆ、
子どもはマヨネーズなど、お好みの調味料を
かけて食べると、おいしさ倍増です。

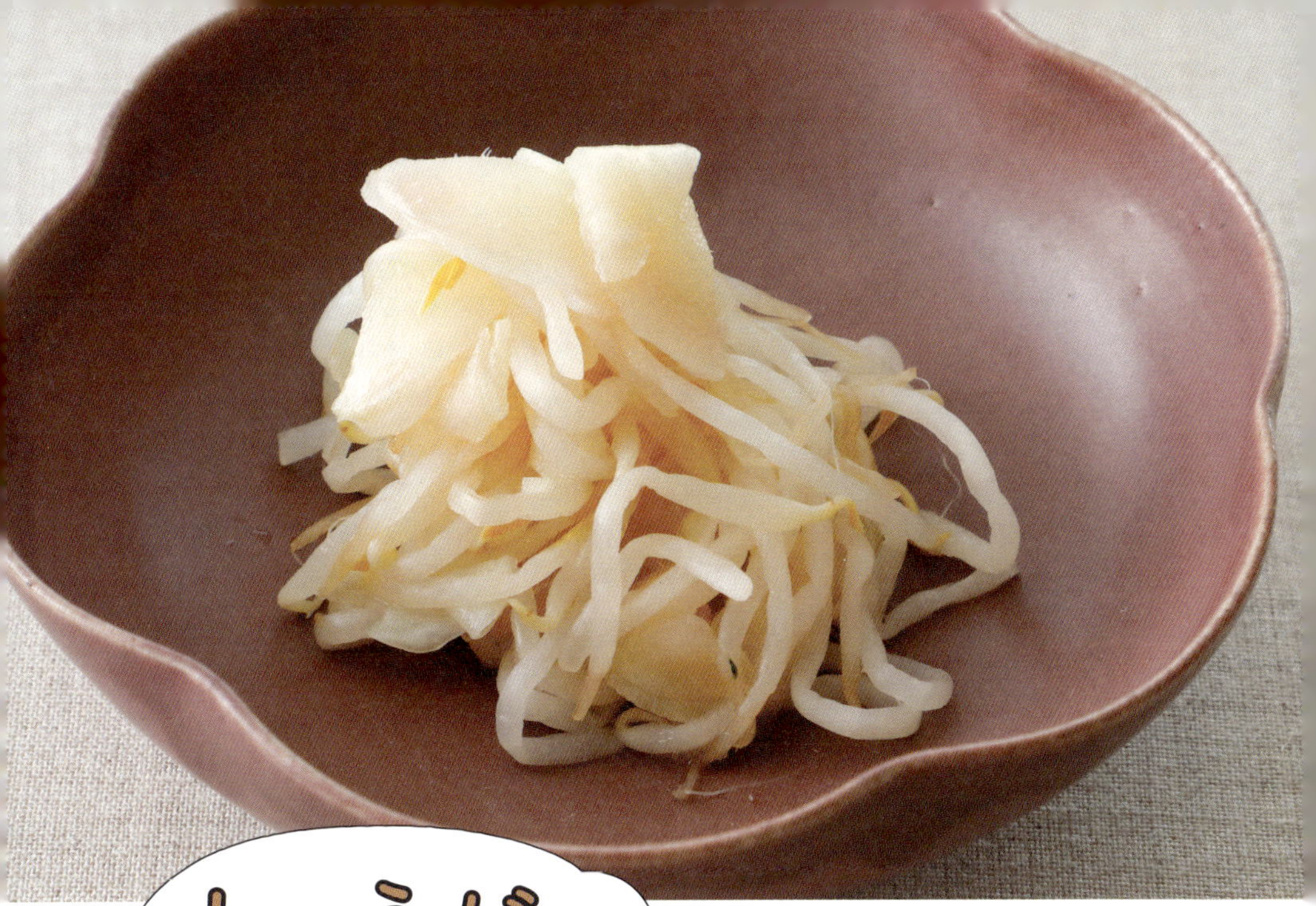

しょうがと
混ぜるだけ！

胃の炎症を抑え、
夏バテにも効く

疲れ即とりがり

ダイエット

食欲増進

材料（2人分）

酢もやし…400g
新しょうが
（なければ普通の
しょうが）…150g
穀物酢…150cc
砂糖…大さじ3
塩…小さじ1・1/2

作り方

1 新しょうがを薄くスライスする。
2 1と酢もやしを合わせて塩をふり、しんなりさせる。
3 数分後、出てきた水分を捨て、砂糖で味を調え、穀物酢を合わせて一晩寝かせる。

Point

酢もやしのアレンジバージョン！
酢もやしの代わりに、
「疲れ即とりがり」を作り置きするのも◎

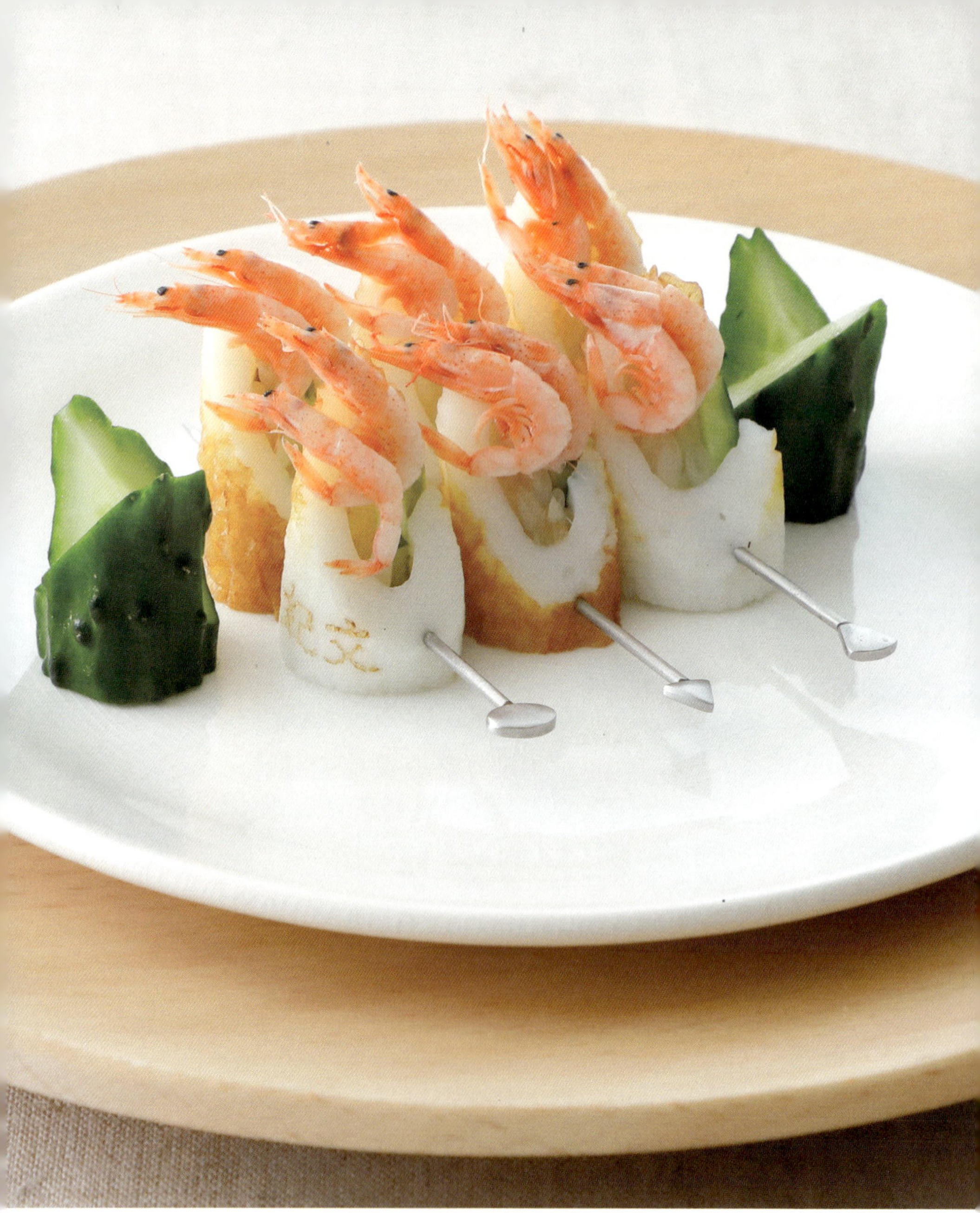

Point

見た目もはなやかで、二日酔いもしづらくなる！

ホームパーティーやお酒のおつまみに最適！

きゅうりをはさむだけ！

桜えびの抗酸化作用で
脳が感じる疲れを即とり！

ちくわきゅうりの釜揚げ桜えび添え

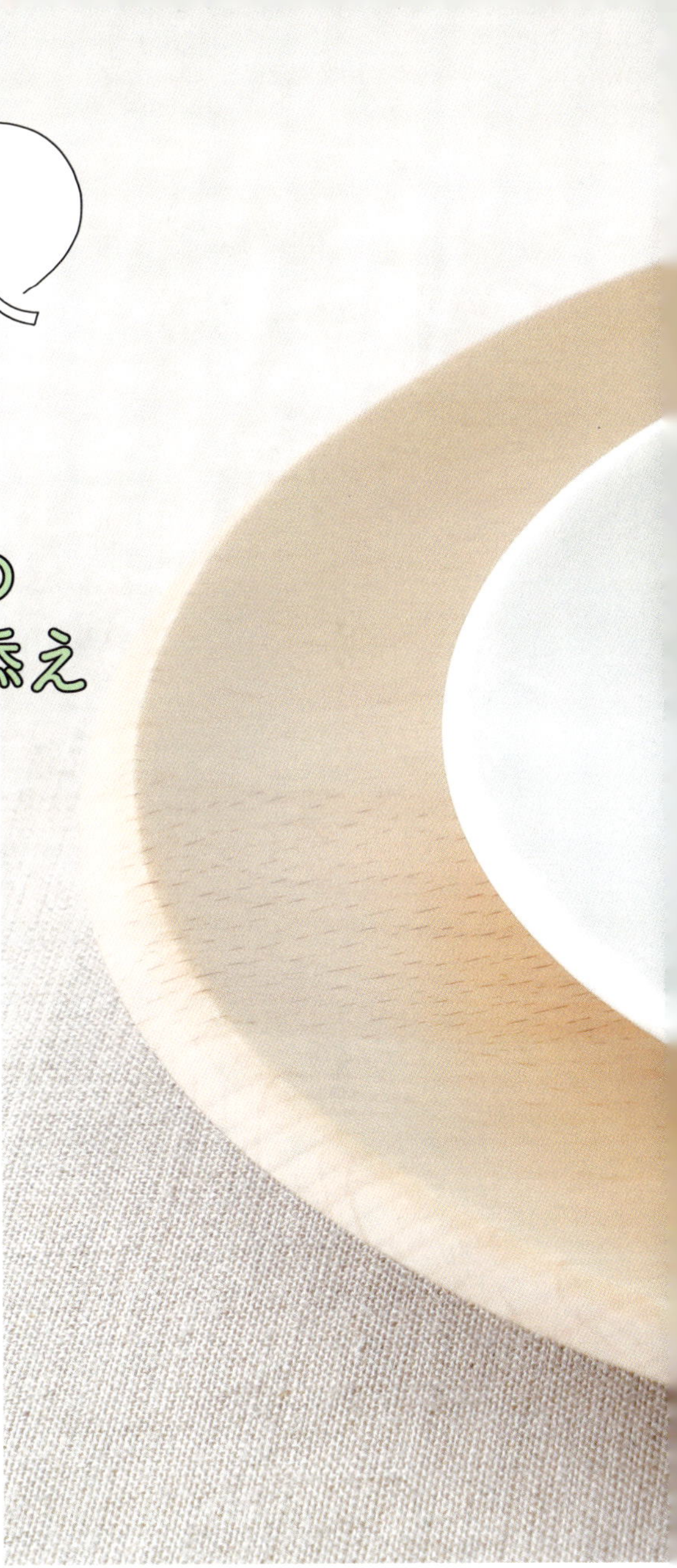

材料（2人分）

酢もやし…40g
ちくわ…2本
きゅうり…1/4本
釜揚げ桜えび…大さじ2
わさびだれ［酢もやしの漬け汁…大さじ1　しょうゆ…小さじ1/2　わさび…少々］

作り方

1 きゅうりを千切りにする。
2 ちくわを縦に切り開き、きゅうりと酢もやしを詰める。一口サイズに斜めに4～6個にカットして、中身が出ないようにようじで止める。

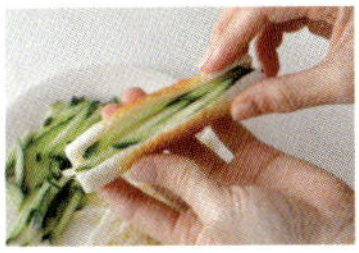

3 切り目を上にしてお皿に並べ、釜揚げ桜えびをのせる。
4 わさびだれの材料を混ぜ、3にかける。

美肌　中性脂肪　二日酔い

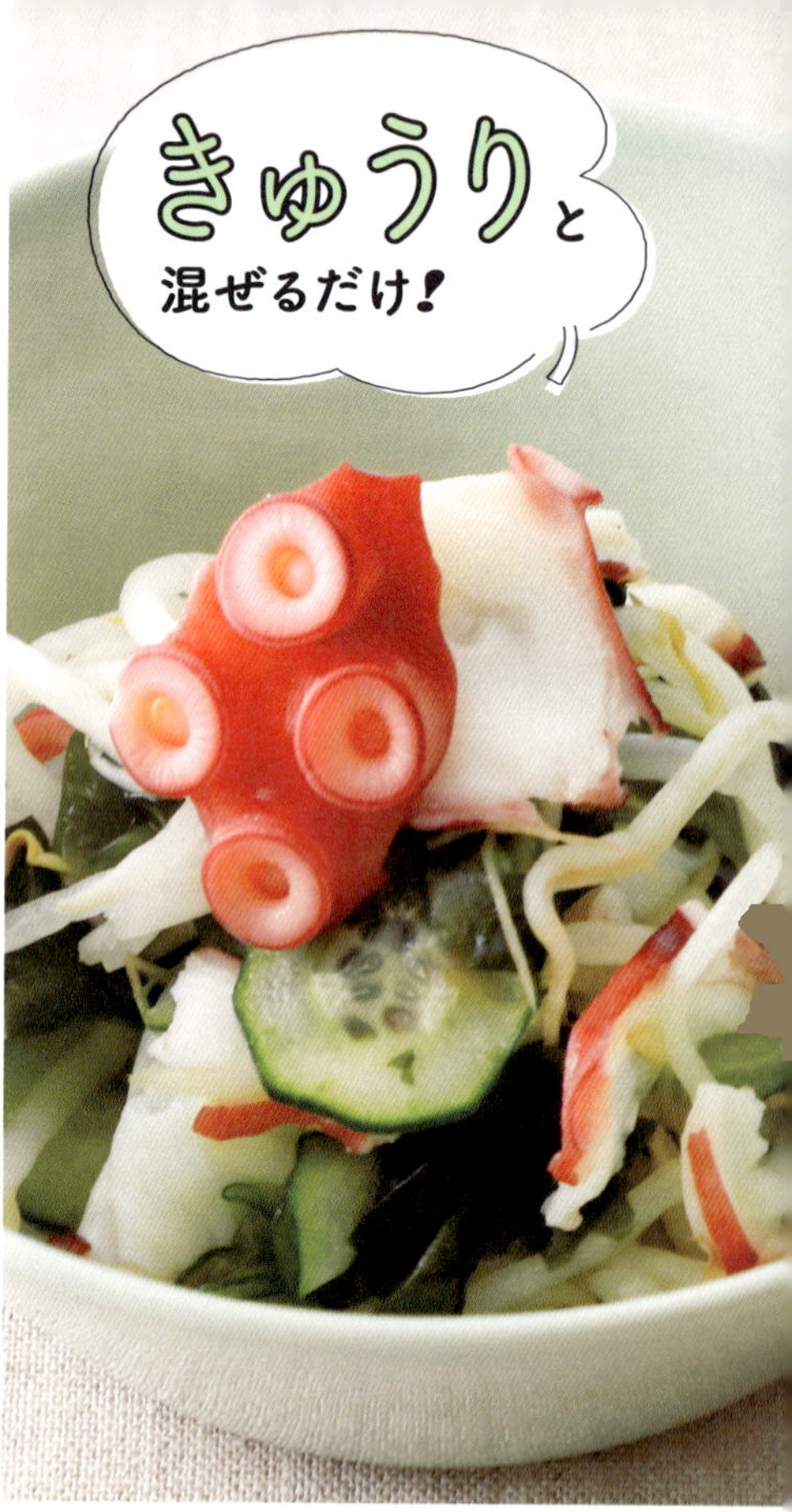

きゅうりとわかめの
カリウムが老廃物を排泄

デトックス酢の物

材料(2人分)

便秘　美肌

酢もやし…100 g
きゅうり…1本
刺身用たこ…50g
わかめ(戻したもの)…20 g
砂糖…少々
塩 …1つまみ
酢もやしの漬け汁…大さじ1

作り方

1 たこを食べやすい大きさに切る。
2 きゅうりは小口切りにし、砂糖、塩をまぶしてしばらく置き、軽く絞る。
3 酢もやしに1、2とわかめと漬け汁を入れて混ぜる。

酵素パワーで消化を促し
代謝もアップ、減量効果も大!

さっぱりおろし

材料(2人分)

ダイエット　美肌　中性脂肪

酢もやし…80g
きゅうり…1/2本
大根…5cm
ぽん酢…大さじ2

作り方

1 きゅうりと大根をすりおろす。
2 酢もやしに1をのせ、ぽん酢をかける。

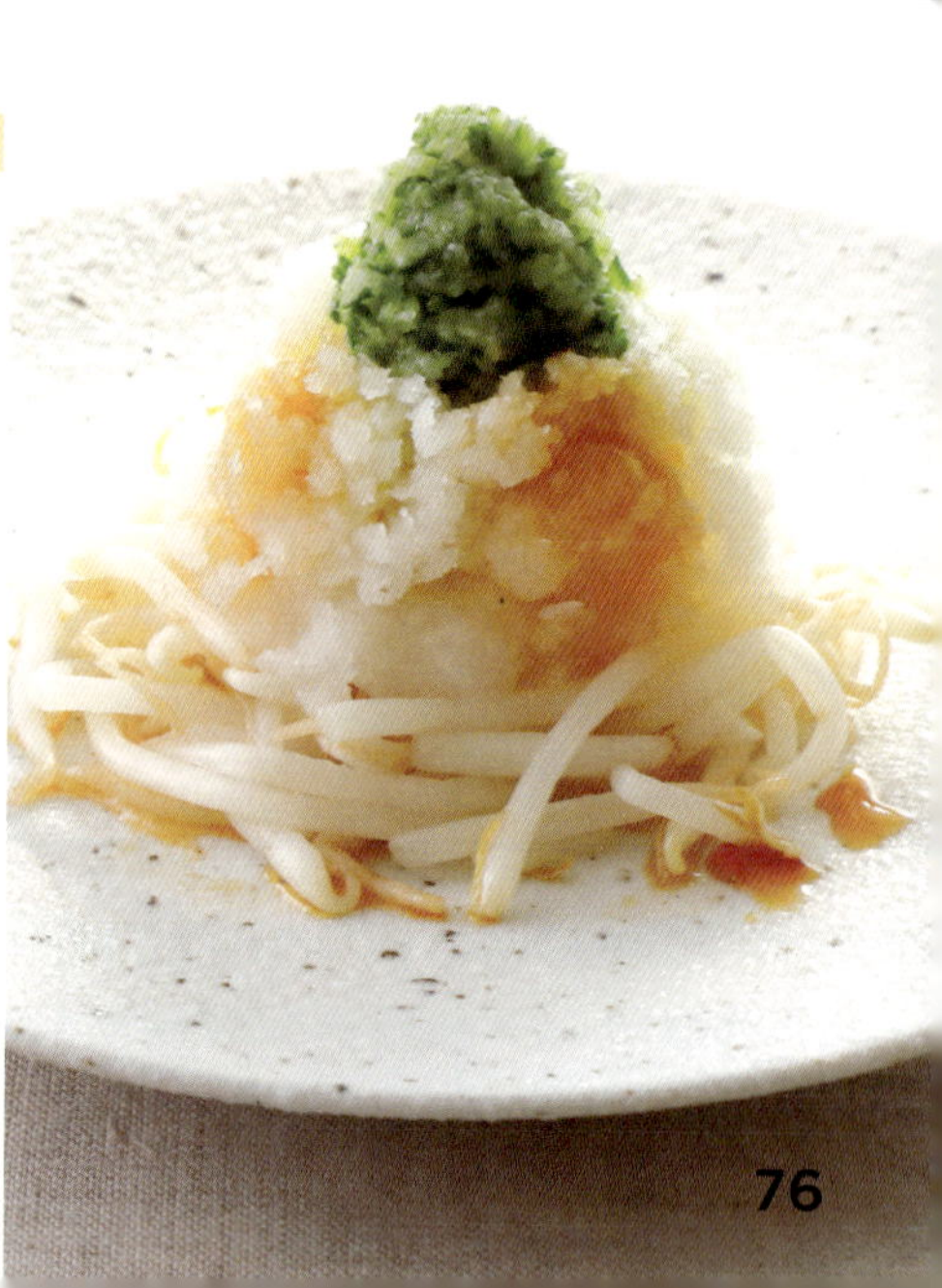

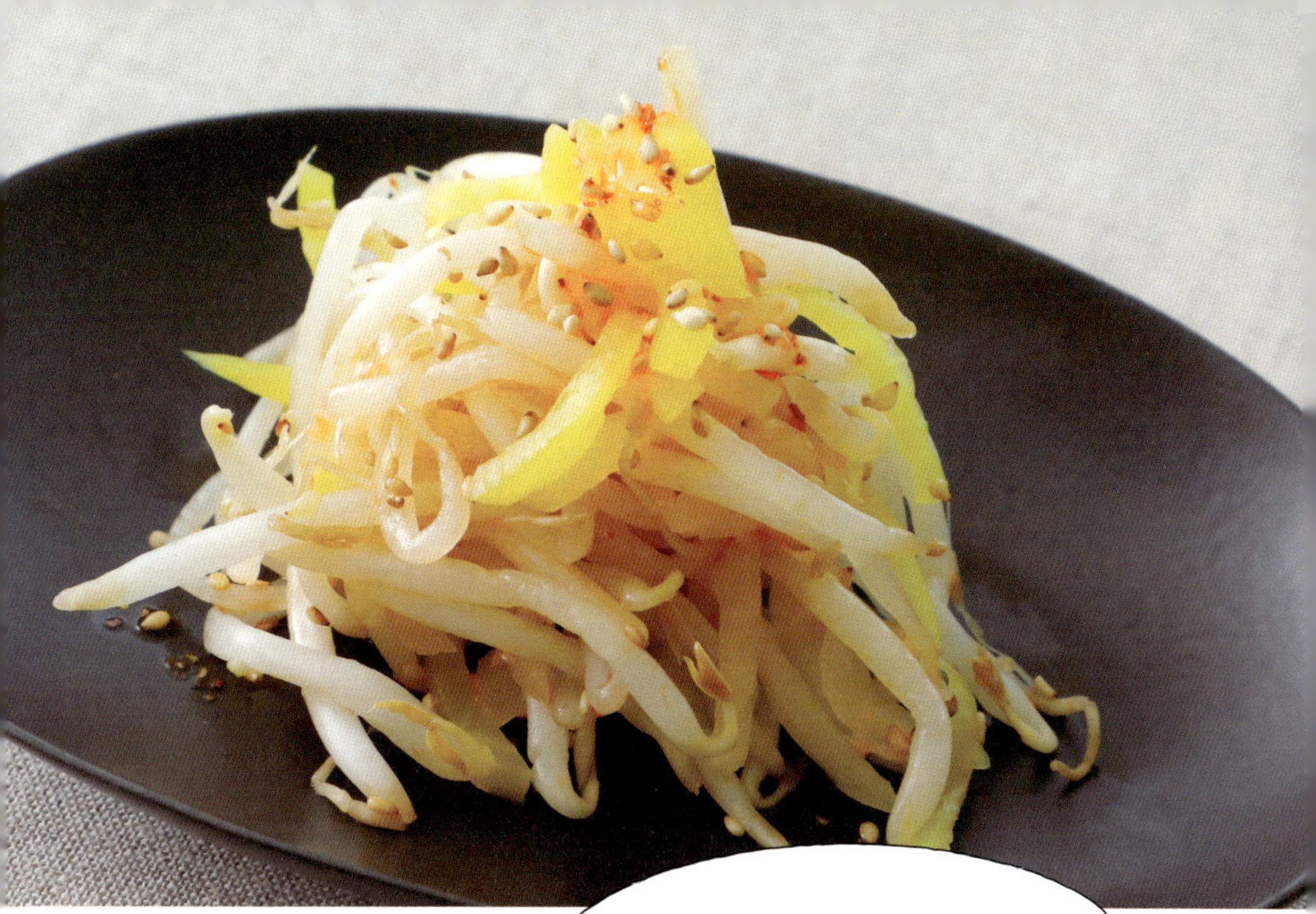

たくあんと混ぜるだけ！

食物繊維が豊富な
大根ともやしで
腸の大掃除

ピリ辛ラー油和え

材料（2人分）

酢もやし…60g
たくあん …20g
白ごま…小さじ1
ラー油…少々

便秘
中性脂肪
動脈硬化

作り方

1 たくあんを千切りにする。
2 酢もやしに 1 と白ごま、ラー油を入れて混ぜる。

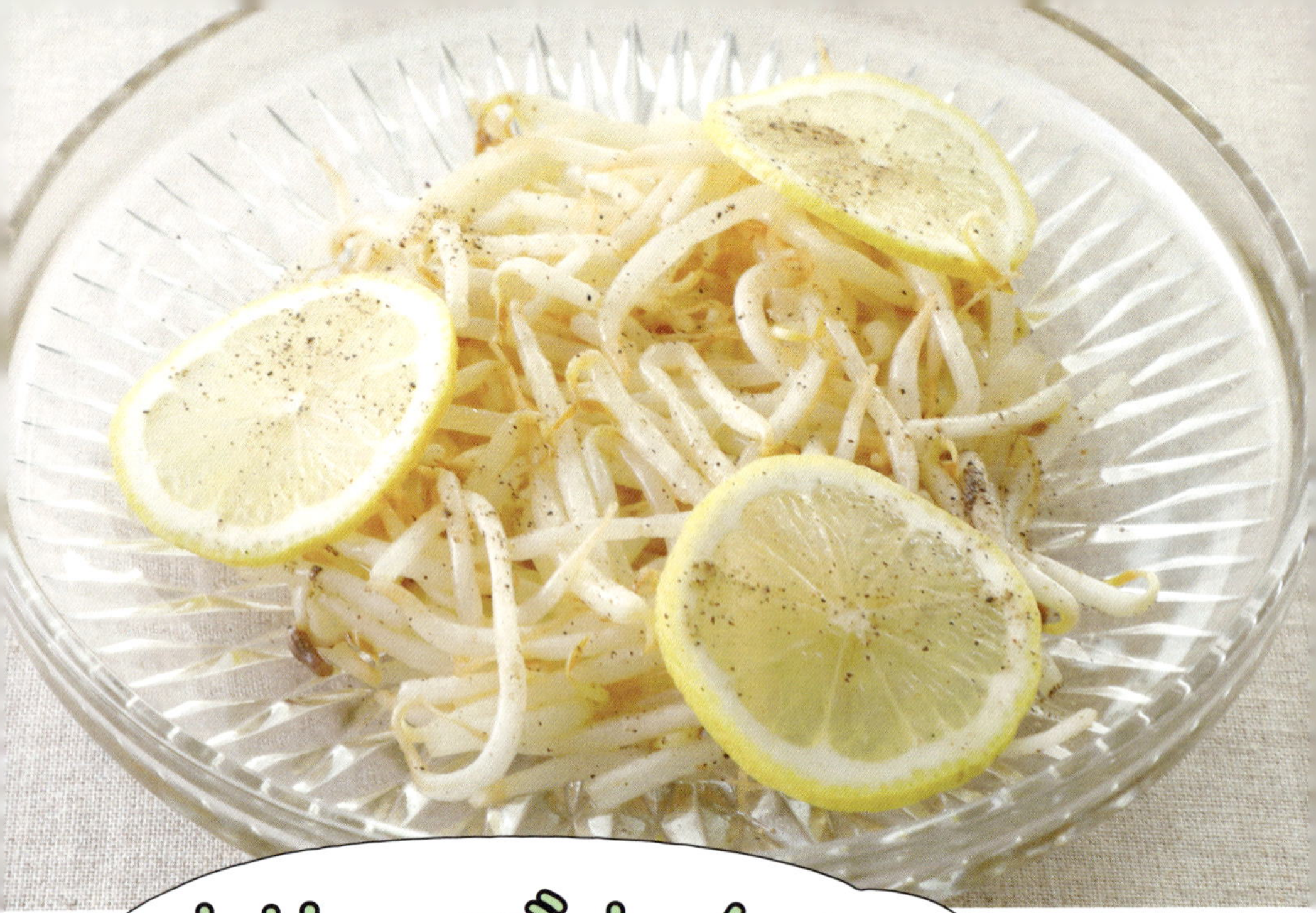

オリーブオイルと和えるだけ！

オリーブオイルのパワーで
疲れた肌と体が、みるみる若返る！

レモンのさわやかサラダ

便秘
美肌

材料（2人分）

酢もやし…200g
レモンスライス…6切れ
A
- オリーブオイル…大さじ1
- レモン汁…小さじ1
- 塩…小さじ1/2
- しょうゆ…小さじ1/2
- 砂糖…少々

黒こしょう…適量

作り方

1 ボウルにAの調味料を合わせる。
2 1に酢もやしを入れて混ぜる。
3 黒こしょうで味を調え、レモンスライスをのせる。

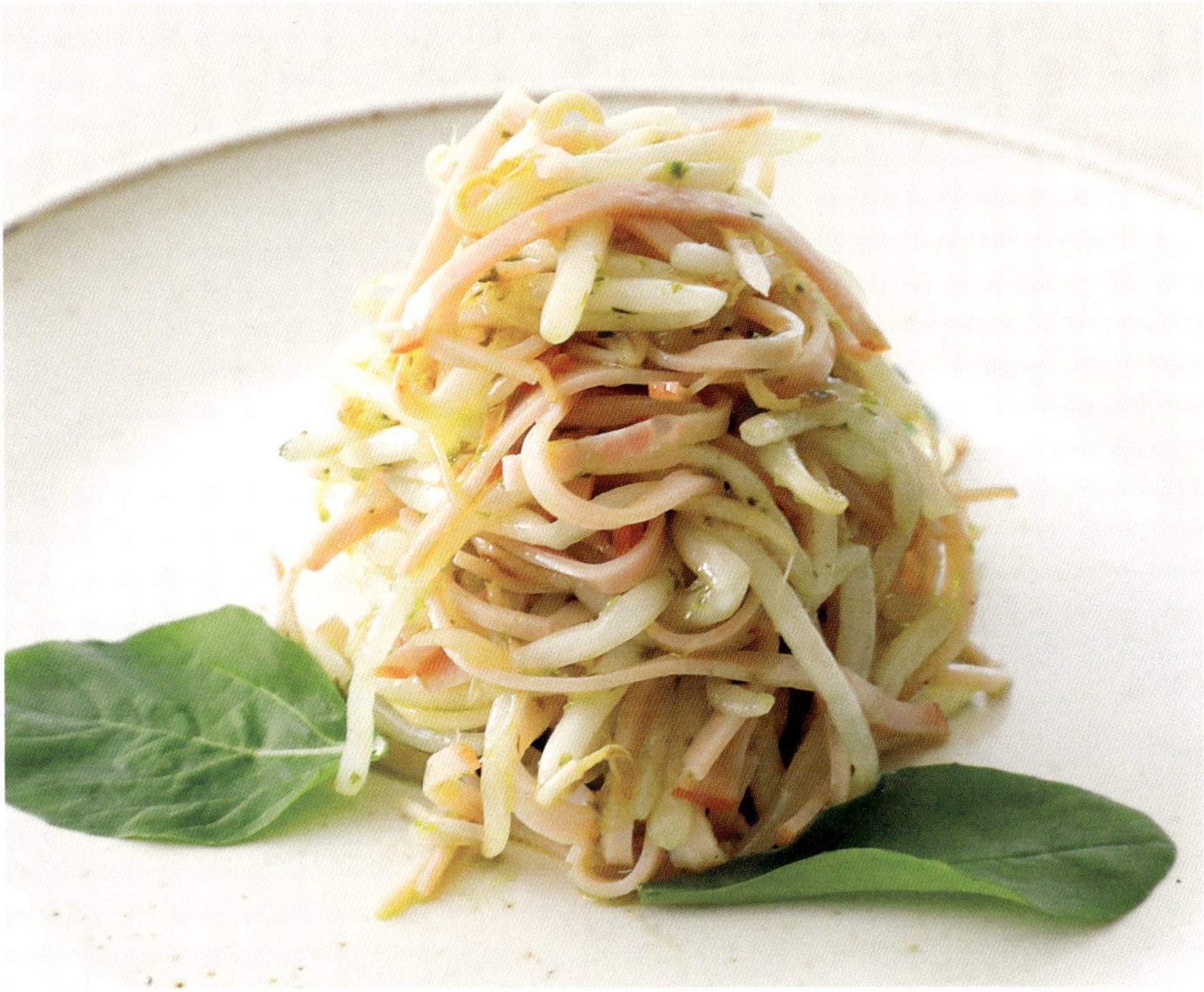

アンチエイジングの救世主、ビタミンKで
昔の元気を取り戻す！

酢もやしのイタリア風サラダ

材料（2人分）

酢もやし…200g
ハム…2枚
ジェノベーゼソース（市販）…大さじ2
オリーブオイル…大さじ1

作り方

1 ハムを細切りにする。
2 ボウルにジェノベーゼソースとオリーブオイルを合わせる。
3 2のボウルに酢もやしと1を混ぜる。

便秘　美肌

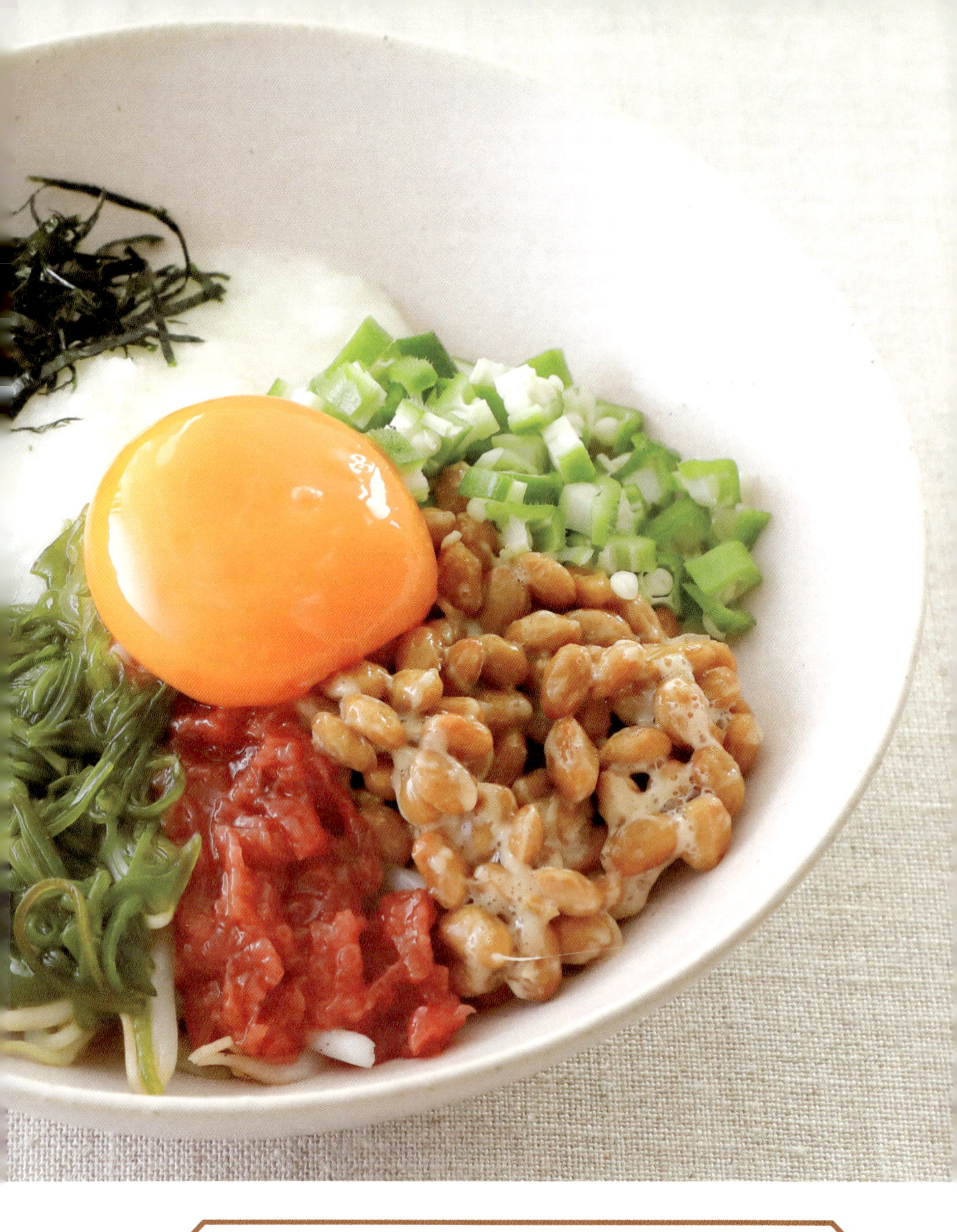

Point

お好みですりごまをかけると、
味も変わり、整腸効果がさらにアップ。

納豆と混ぜるだけ！

梅干しのクエン酸で、
肉体疲労を解消

腸美人サラダ

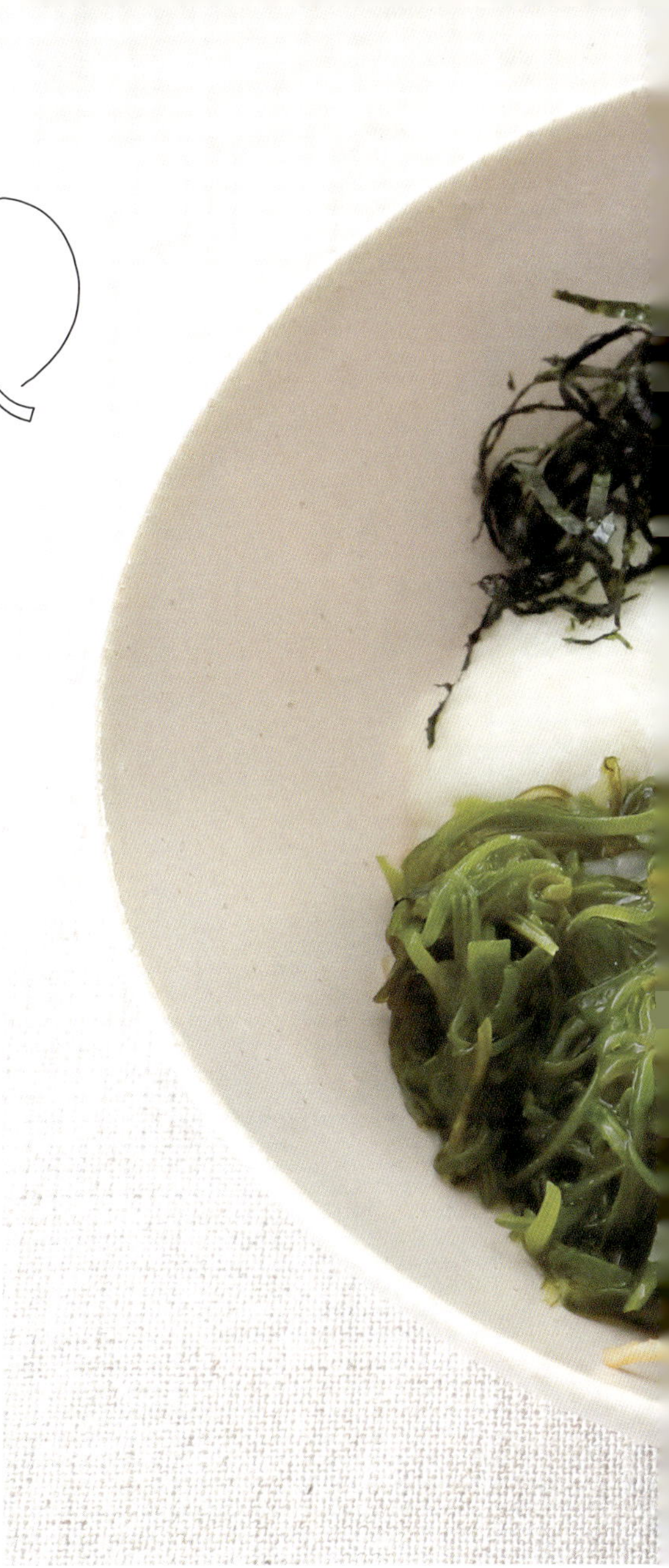

材料（2人分）

酢もやし…100g
オクラ…2本
山芋…100g
梅干し…2個
納豆…1パック
めかぶ…1パック
卵黄…2個
刻みのり…少々

作り方

1 オクラを細かく刻む。
2 山芋は千切りまたはすりおろす。
3 梅干しはたねをとってつぶす。
4 酢もやしの上に1、2、3とよく練った納豆、めかぶをのせる。
5 中央に卵黄を乗せ、刻みのりをちらす。

便秘　中性脂肪　ダイエット

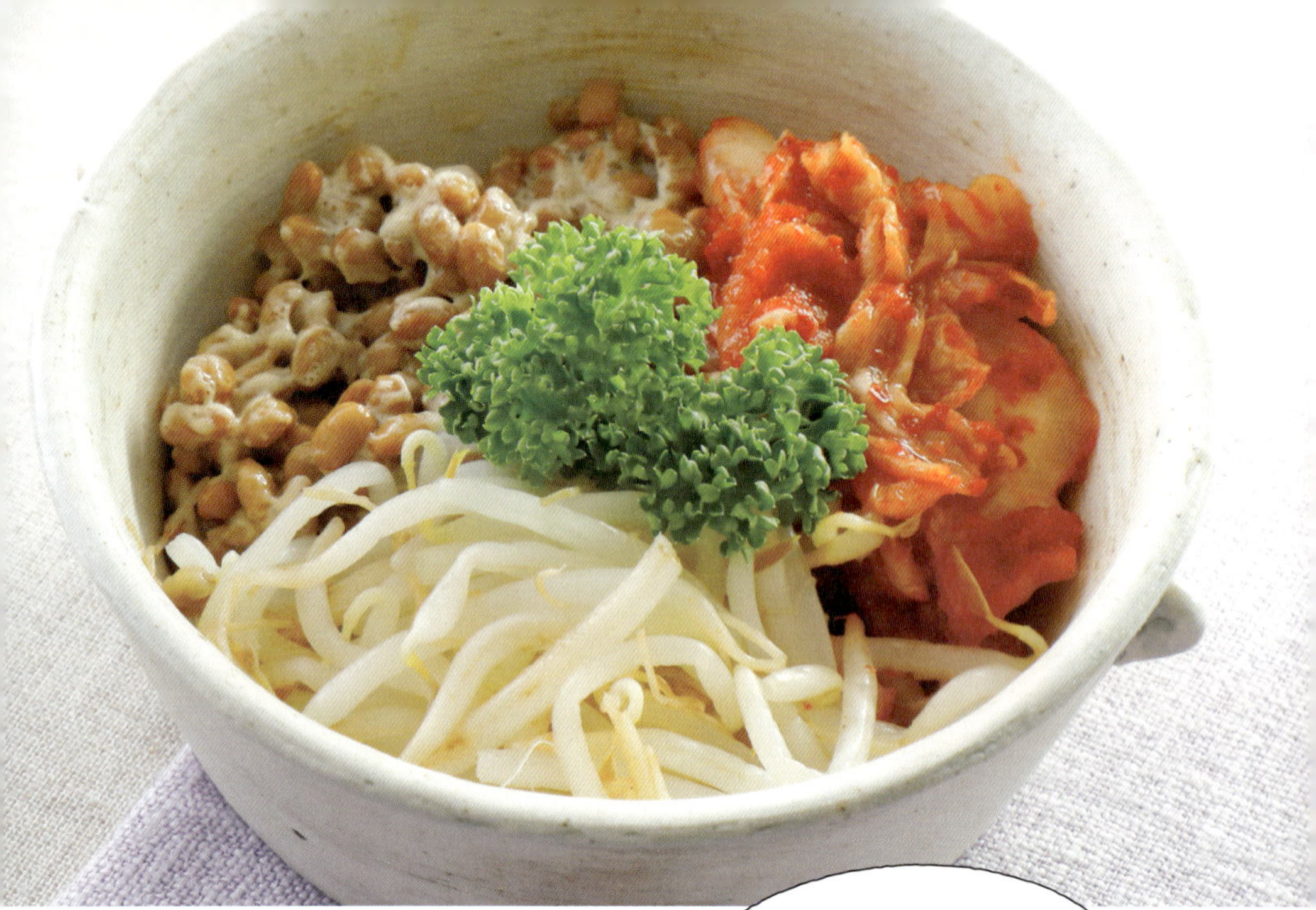

納豆と混ぜるだけ！

ドロドロ血液にも
効果あり！

元気納豆

動脈硬化
美肌
食欲増進
便秘
中性脂肪

材料（2人分）

酢もやし…80g
ひき割り納豆…2 パック
キムチ…50g

作り方

1 酢もやしを食べやすい長さに切る。
2 キムチを細かく刻む。
3 納豆をしっかり練ったあと、酢もやし、キムチと混ぜる。

Point

ごはんにのせて、どんぶりにしてもおいしい。
しっかりとした味付けで、食べ応えがあるので、
ごはんの量も減らせます。

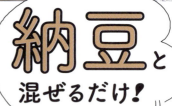

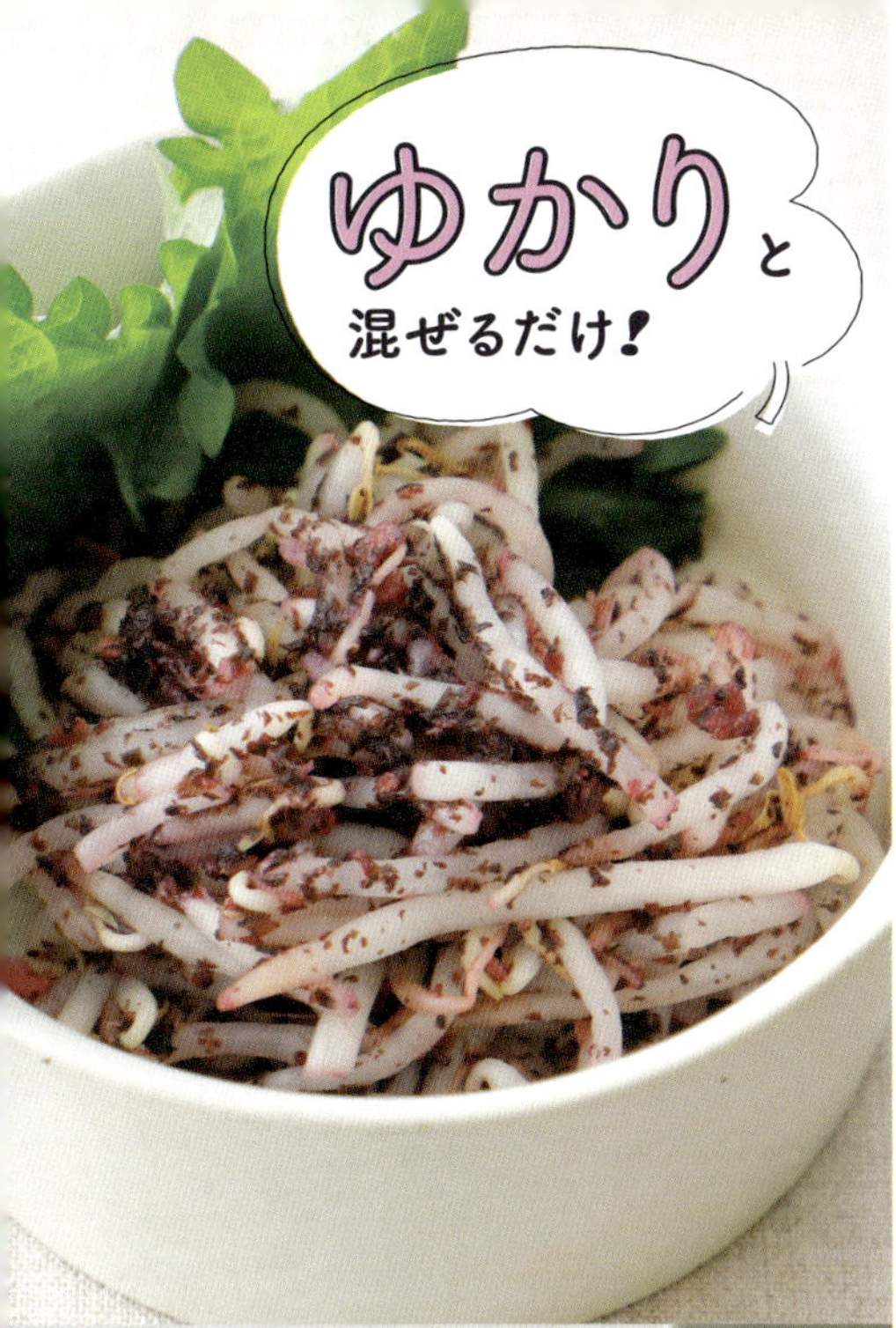

しそのさわやかな風味が
食欲をそそる

爽快ナムル

材料（2人分）

酢もやし…120g
酢もやしの漬け汁…大さじ1
ゆかり（梅入り）…小さじ2

作り方

1 酢もやしと酢もやしの漬け汁、ゆかりを混ぜる。
※一晩置くと、全体にゆかりの紫色が染み込みます。

美肌　食欲増進

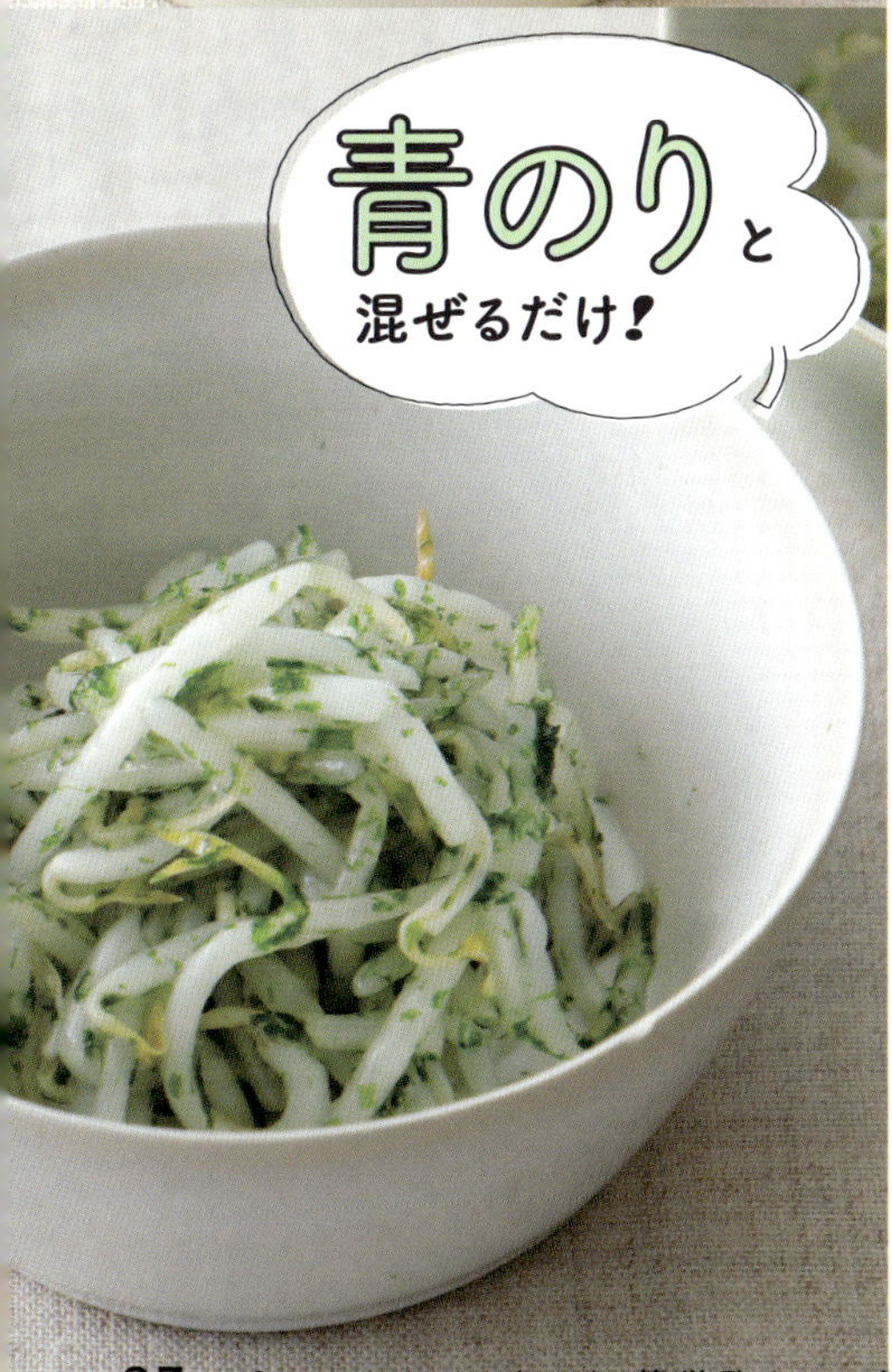

ミネラル豊富な青のりで
骨まで元気に！

酢もやしの青のりソースかけ

材料（2人分）

酢もやし…60g
A
- 青のり…大さじ1
- サラダ油…大さじ1
- しょうがチューブ…小さじ1
- 塩…小さじ1/4

作り方

1 ボウルにAの調味料を合わせる。
2 1に酢もやしを入れて混ぜる。

便秘　食欲増進

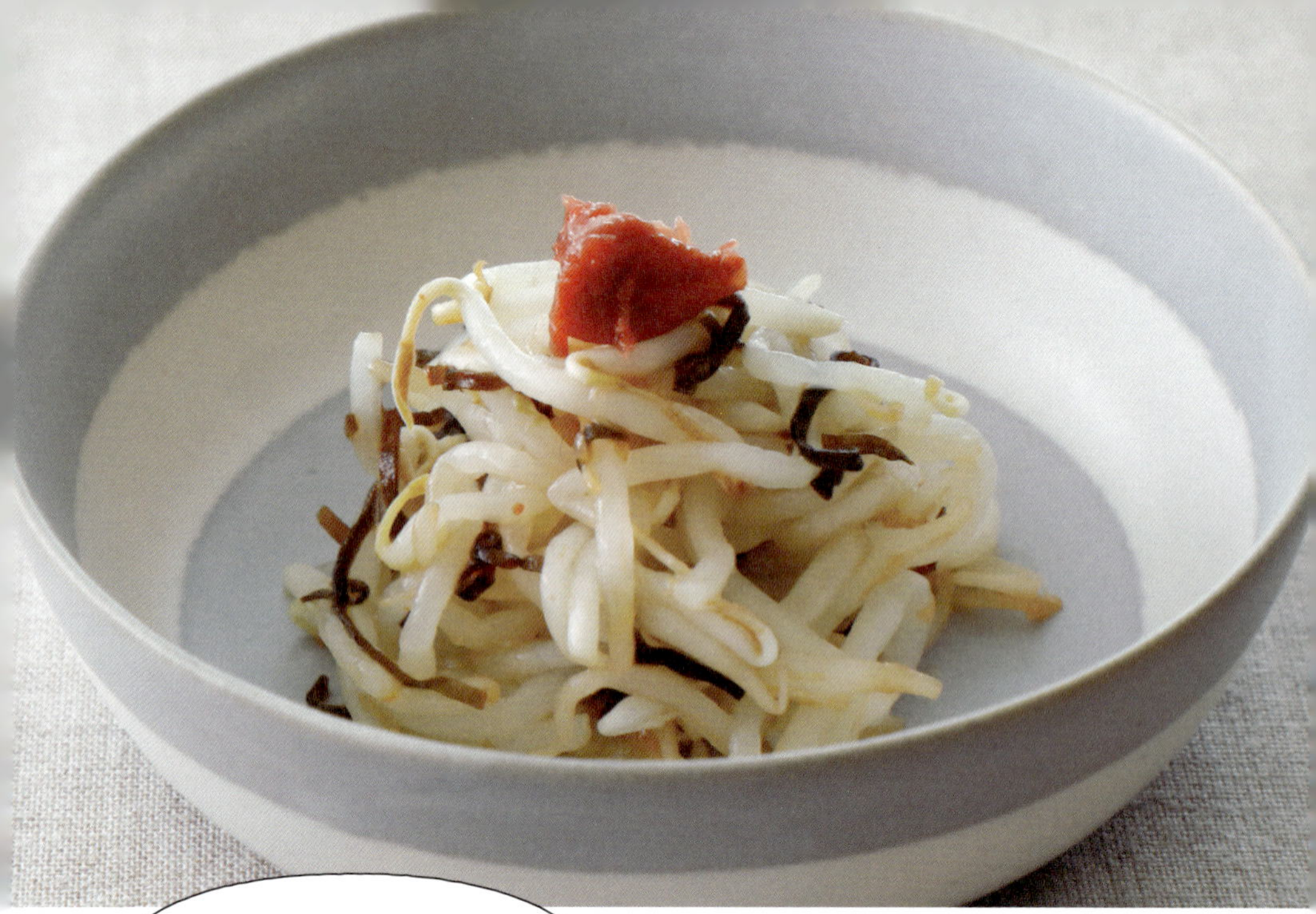

梅干しと
混ぜるだけ！

昆布のネバネバ成分が
胃腸を整え、ストレスを撃退！

暑い夏用塩昆布

便秘

美肌

材料（2人分）

酢もやし…60 g
梅干し…2 個
塩昆布…2g

作り方

1 梅干しのたねを取って、包丁でたたく。
2 酢もやしに 1 と塩昆布を入れて、混ぜる。
※梅干しがない場合は梅肉チューブで代用も可。

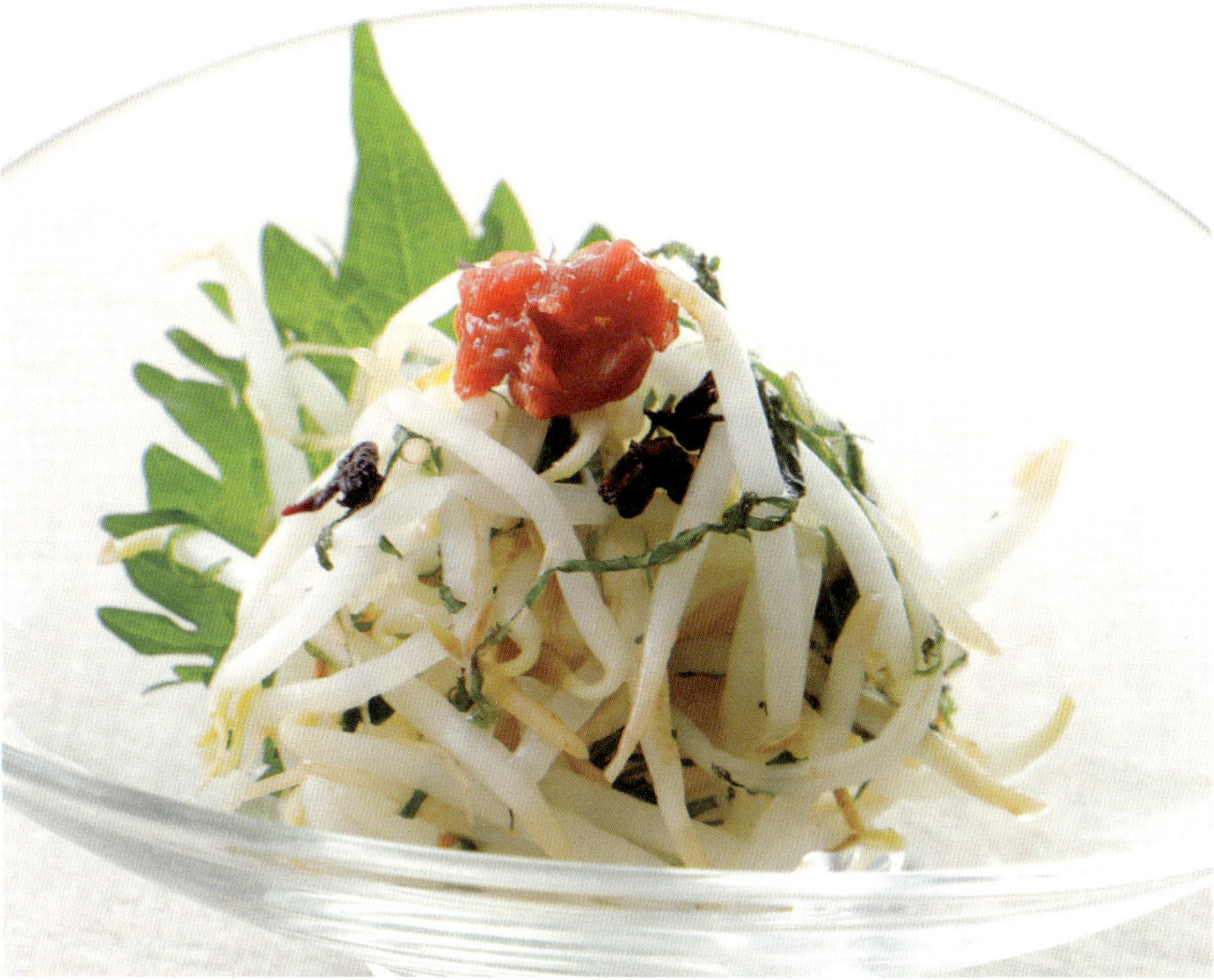

梅とお酢のクエン酸で
疲労回復効果も倍増！

梅肉酢もやし

材料（2人分）

酢もやし…40g
梅干し…2 個
しそ…2 枚

動脈硬化　美肌　食欲増進

作り方

1 梅干しのたねを取って、包丁でたたく。
2 しそを千切りにする。
3 酢もやしに 1、2 を入れて混ぜる。

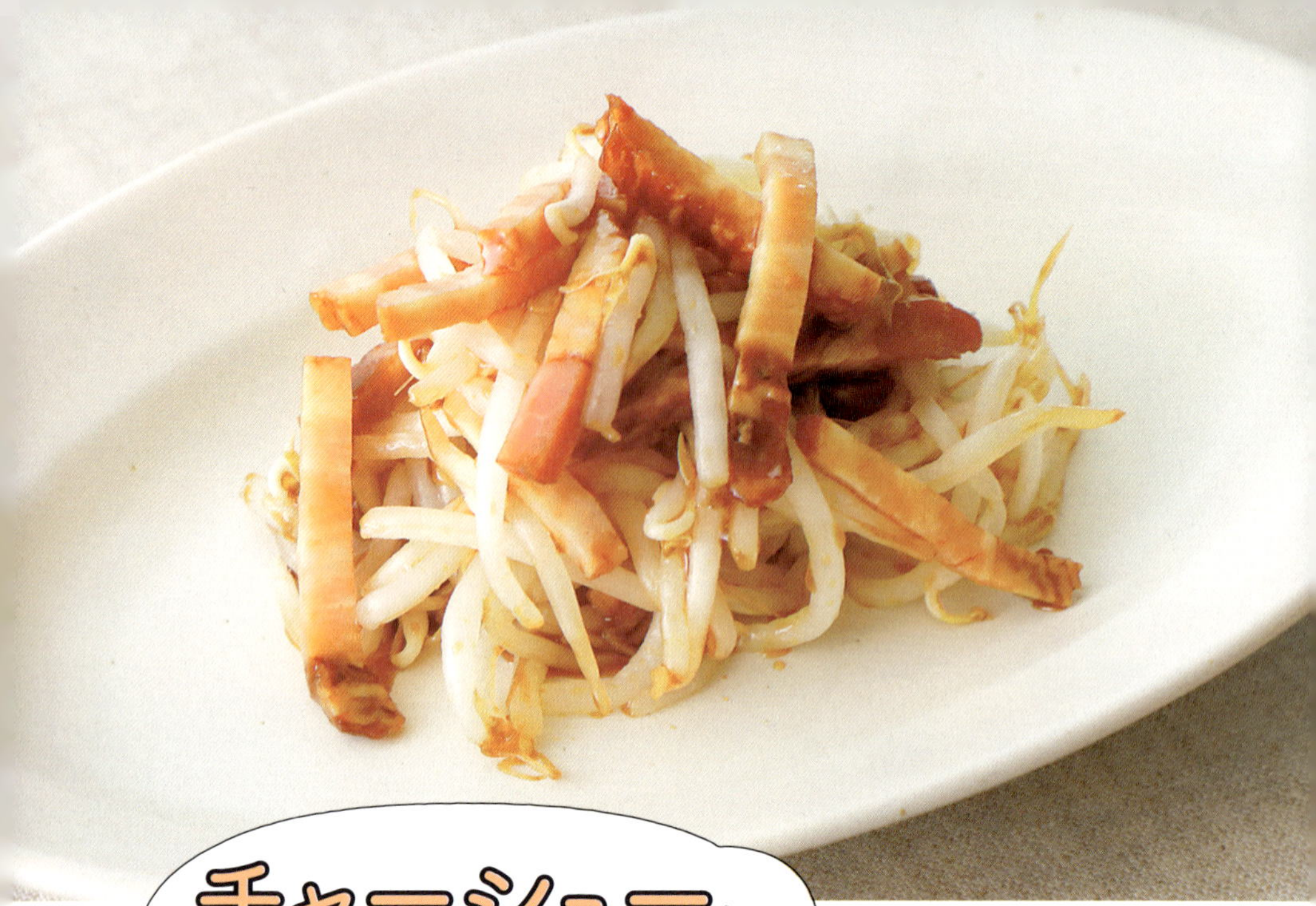

チャーシューと混ぜるだけ！

牡《か》蠣《き》のタウリンが
肝機能を整え、精力アップ

チャーシューのオイスターソース和え

二日酔い

中性脂肪

材料（2人分）

酢もやし…120g
チャーシュー…2枚
長ねぎ…3cm
オイスターソース…小さじ1
ごま油…小さじ1/2

作り方

1 チャーシューを細切りにする。
2 長ねぎをみじん切りにする。
3 酢もやしに1、2、オイスターソース、ごま油を入れて混ぜる。

Point

ごはんがどんどん進む！
どんぶりにしたり、ラーメンのトッピングにしても。

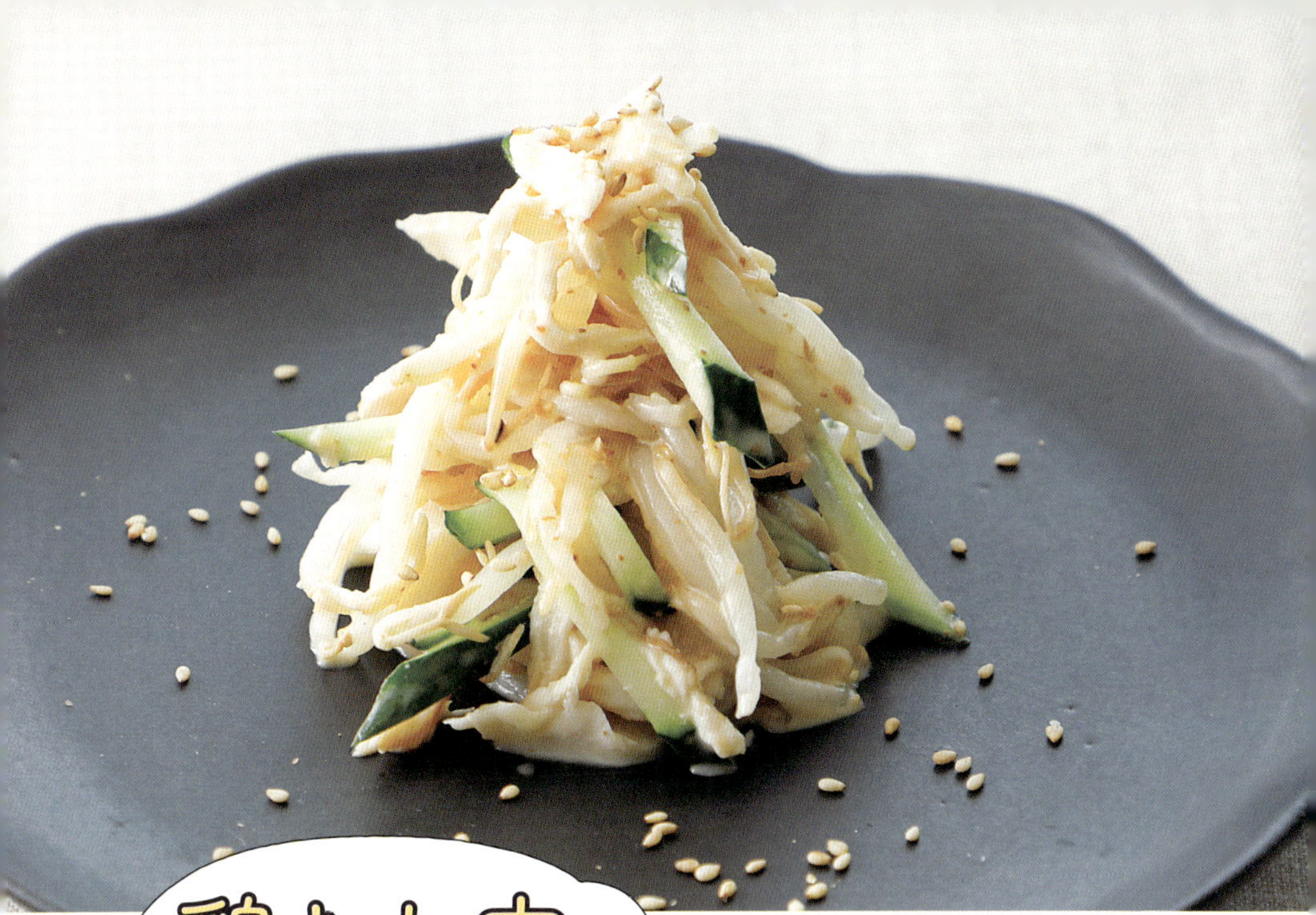

鶏むね肉と
混ぜるだけ！

脳と体、
両方の疲れに
効果てきめん！

バンバンジー風
疲労回復サラダ

中性脂肪

動脈硬化

材料（2人分）

酢もやし…100g
鶏むね肉…50g
きゅうり…1本
ごまドレッシング（市販）…大さじ2
白ごま…大さじ1（お好みで）
酒…少々

作り方

1 鶏むね肉に酒をふる。ラップでくるみ、レンジで1分温めて裂く。
2 きゅうりを細切りにする。
3 酢もやしに1、2を入れ、ごまドレッシングと白ごまを混ぜる。

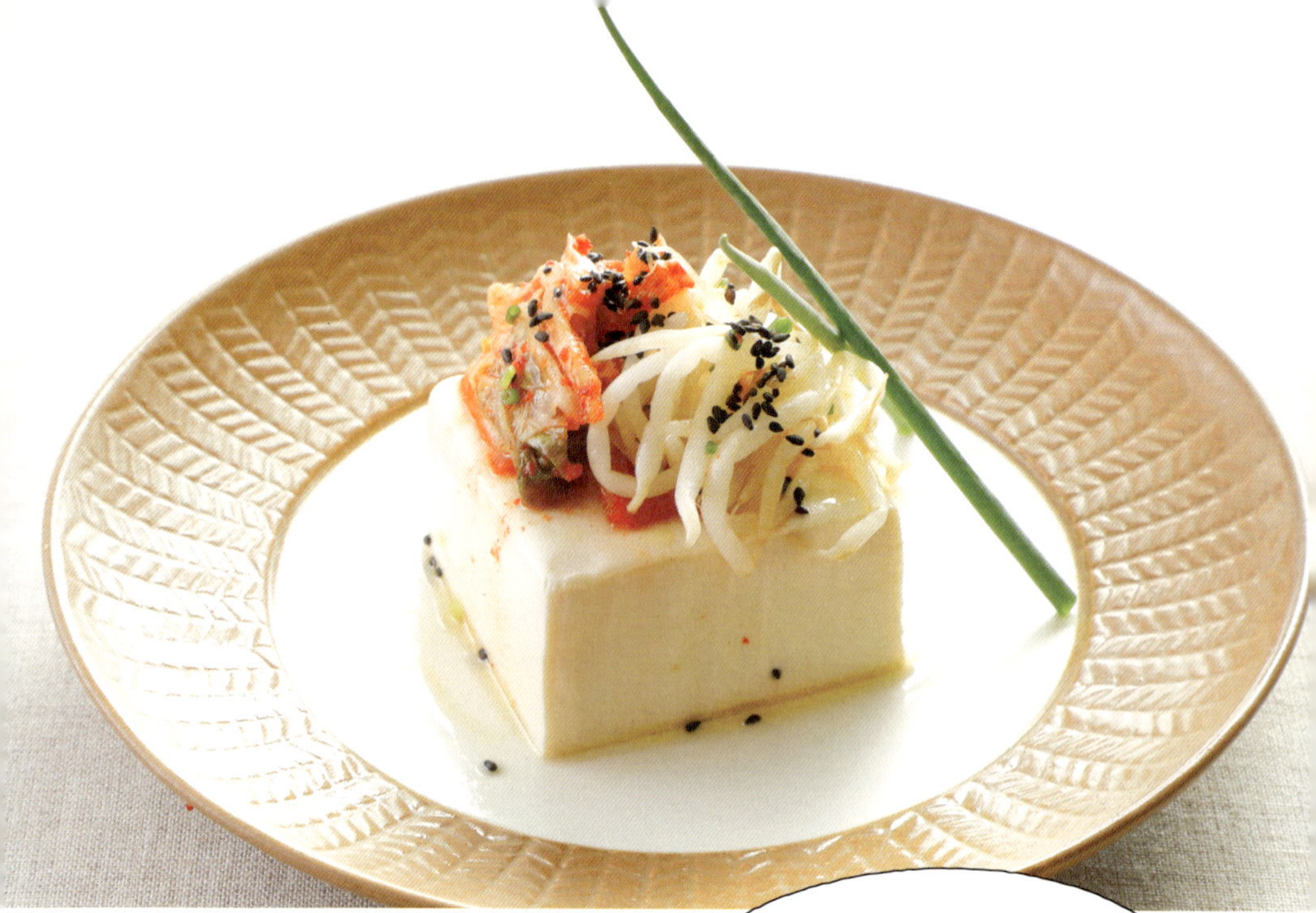

キムチと混ぜるだけ!

ビタミンB群が
エネルギー代謝を
促し、疲れを予防

韓国風冷奴

動脈硬化

便秘

材料（2人分）

酢もやし…40g
絹豆腐…1丁
キムチ…50g
万能ねぎ…5g
ごま油…少々
黒ごま…適量

作り方

1 万能ねぎを小口切りにする。
2 絹豆腐を半分に切って器に盛り、酢もやし、キムチをのせる。
3 2の上にごま油をかけ、黒ごま、1をちらす。

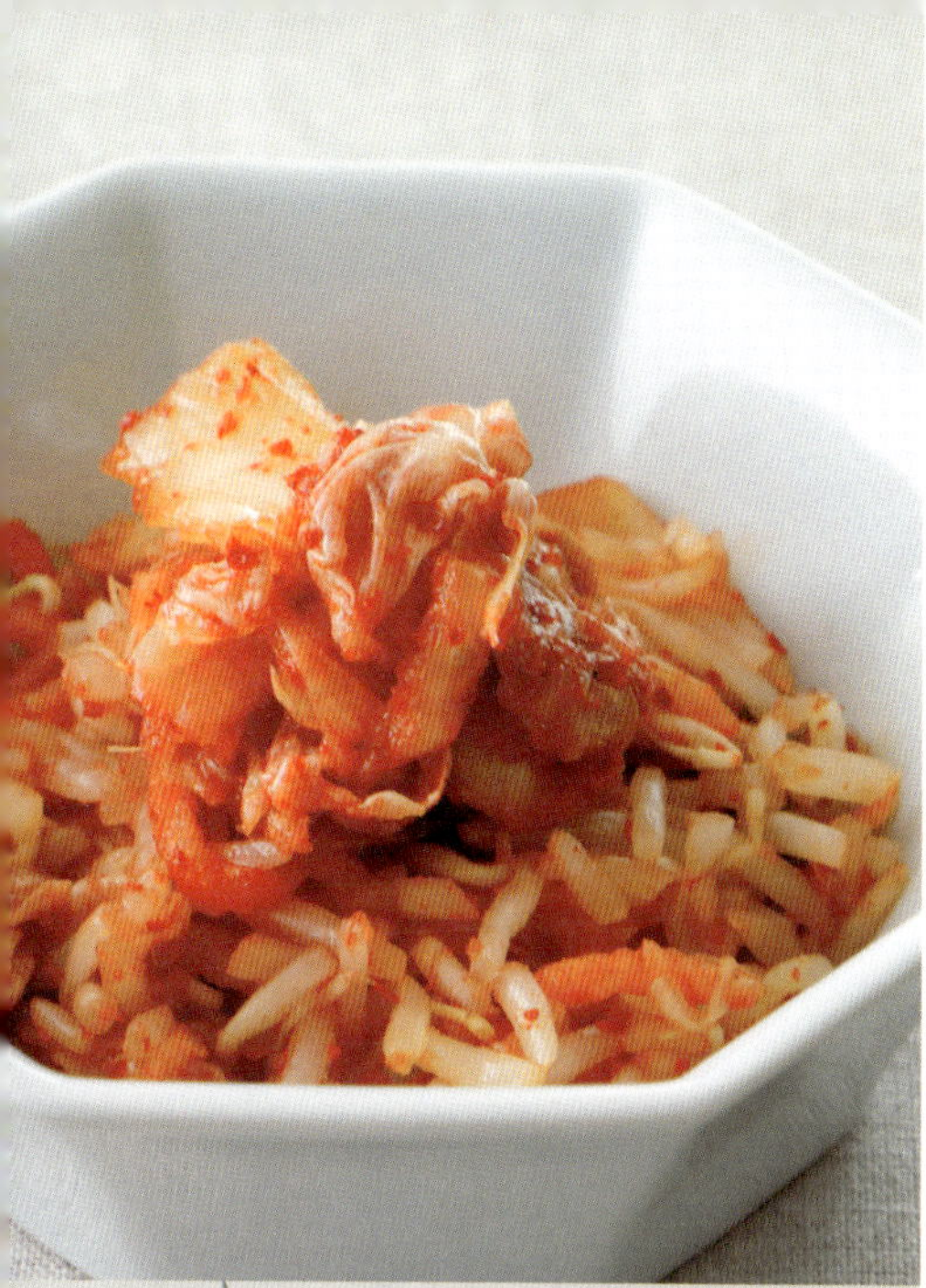

よくかむことで
ダイエット効果アップ！

即やせキムチ

材料（2人分）

酢もやし…60g
キムチ…60g

作り方

1 酢もやしを細かく刻む。
2 キムチを食べやすい大きさに切る。
3 1と2を混ぜる。

ダイエット　便秘　美肌

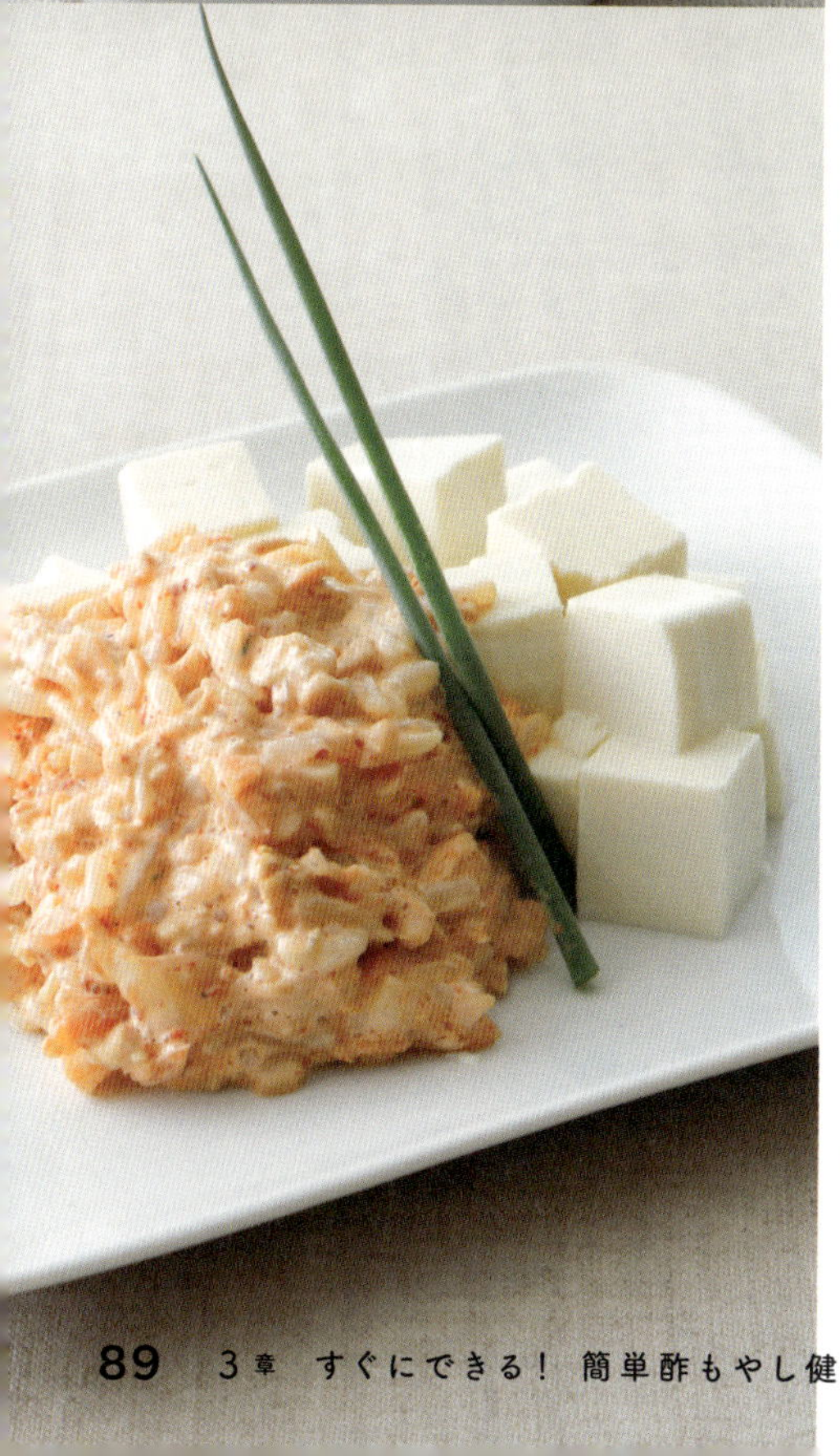

キムチの善玉菌で、
腸内環境がさらに良好に！

食欲アップ豆腐

材料（2人分）

酢もやし…50g
キムチ…50g
絹豆腐…半丁
ひき割り納豆…1パック
マヨネーズ…大さじ1

作り方

1 酢もやしを粗みじんに切る。
2 キムチをみじん切りにする。
3 絹豆腐は1口大の角切りにする。
4 1、2とひき割り納豆、マヨネーズを混ぜ、3の上にのせる。

動脈硬化　便秘

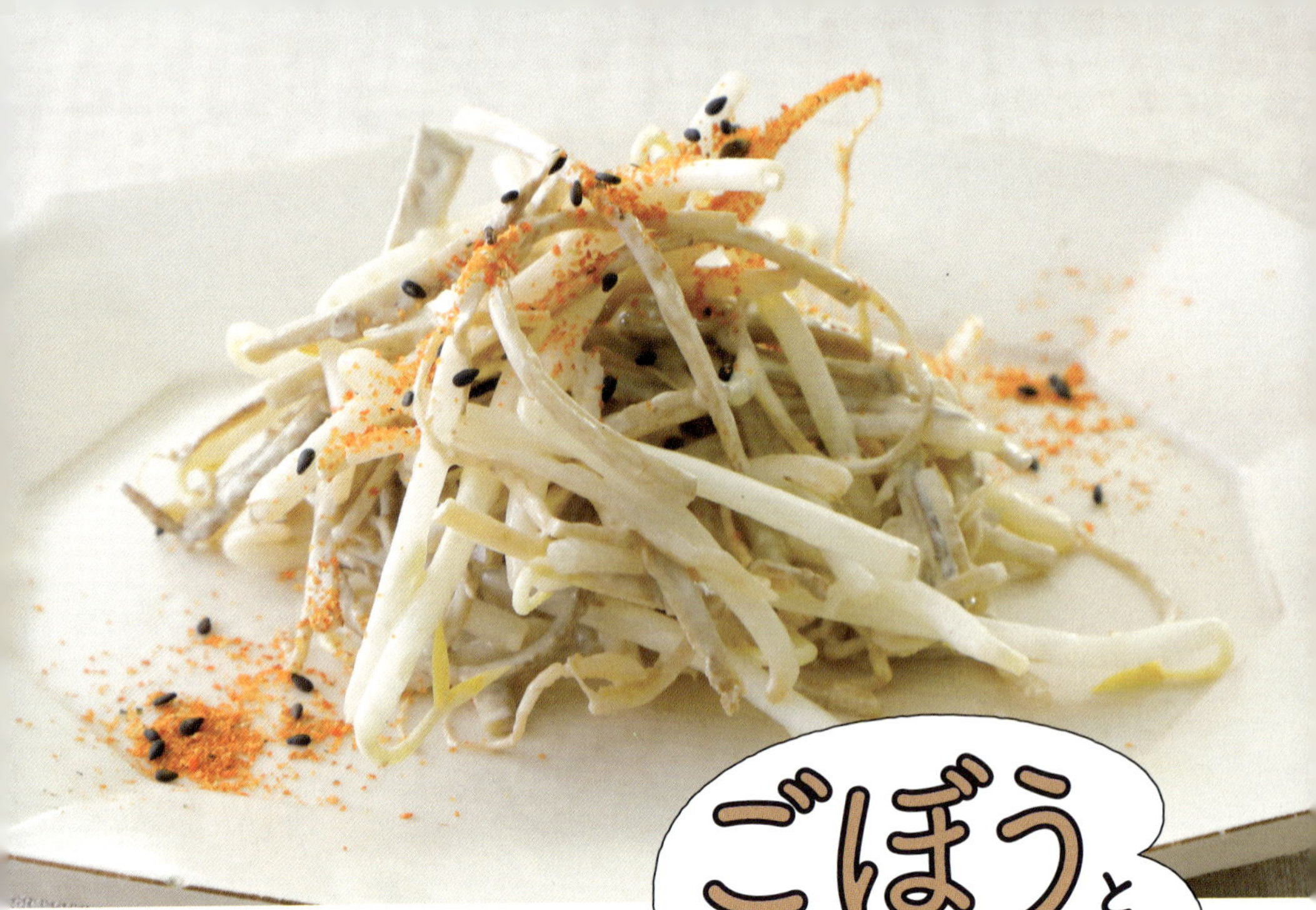

ごぼうと混ぜるだけ！

ポリフェノールが
体を若返らせる

ごぼうのマヨネーズサラダ

便秘

美肌

材料（2人分）

酢もやし…60g
ごぼう…1/2 本（約 60g）
A［マヨネーズ…大さじ1
　しょうゆ…小さじ1
油…大さじ1
酢もやしの漬け汁…大さじ1
黒ごま…少々
七味唐辛子…少々

作り方

1 ごぼうをささがきにする（水にさらさない）。
2 1を油で炒める。仕上げに酢もやしの漬け汁を加えて汁気を飛ばし、火を止める。
3 Aの調味料を合わせ、酢もやし、2と混ぜる。
4 お好みで黒ごまと七味唐辛子をふりかける。

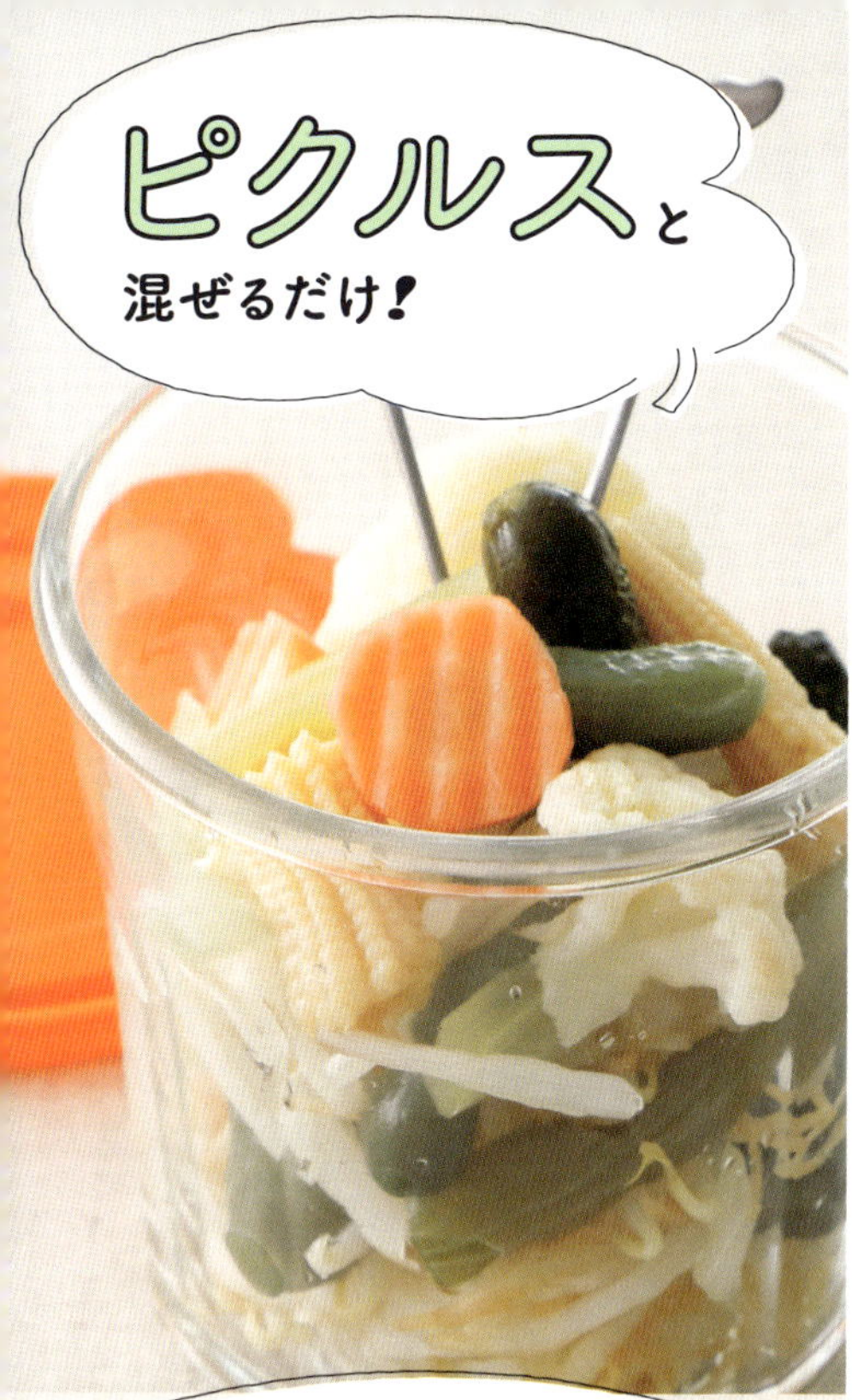
ピクルスと
混ぜるだけ！

乳酸菌とクエン酸で
ダブルの疲労回復効果!!

ヘルシーピクルス

材料（2人分）

酢もやし…60g
酢もやしの漬け汁…80cc
好みの野菜のピクルス…60g
ピクルスの漬け汁…80cc

作り方

1 ピクルスと酢もやしを、それぞれ漬け汁ごと混ぜる。
2 半日寝かせると、味がなじんで食べごろに。

便秘　美肌

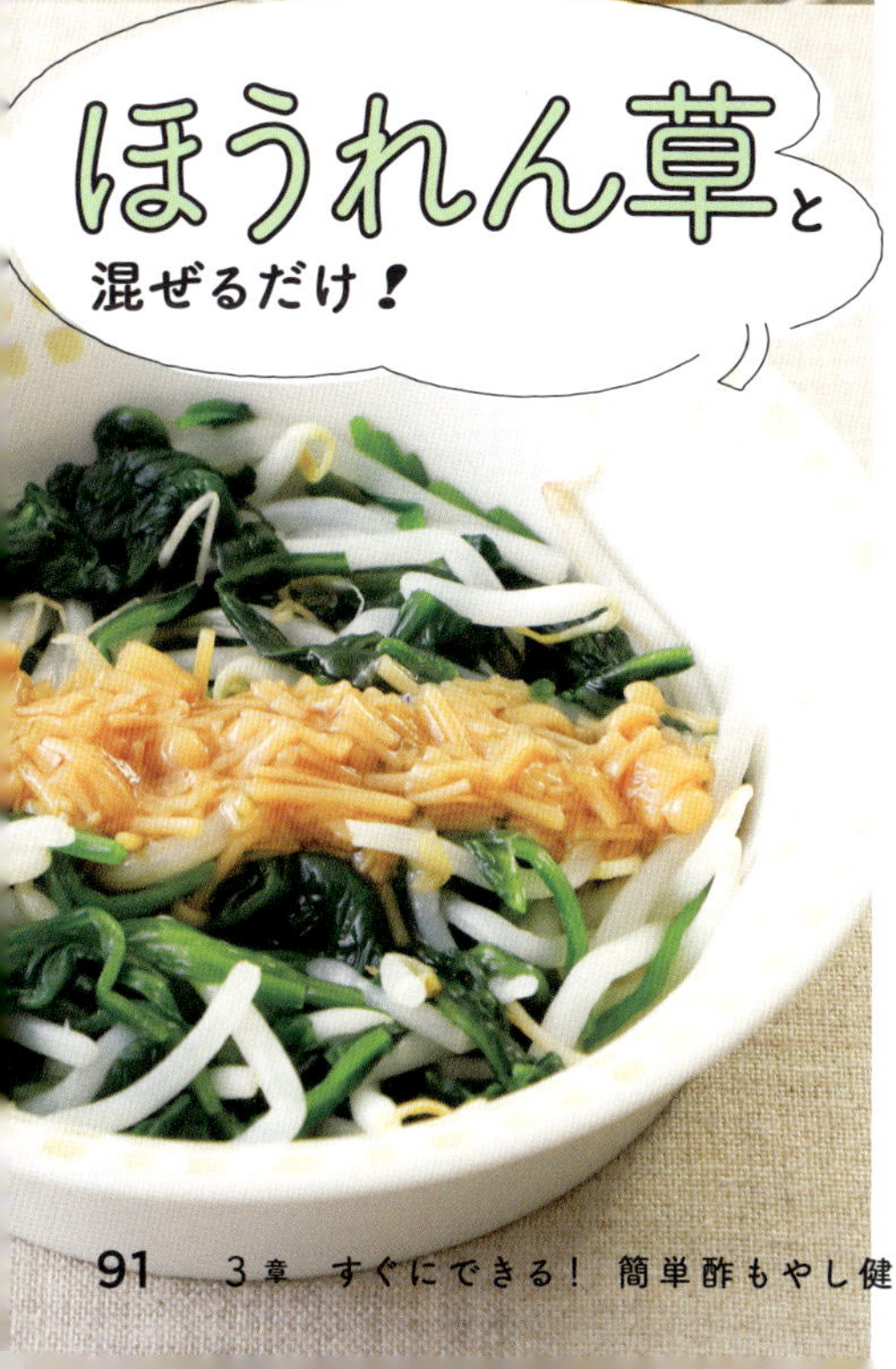
ほうれん草と
混ぜるだけ！

女性にうれしい栄養たっぷり
お腹のお掃除レシピ

ほうれん草のなめ茸あえ

材料（2人分）

酢もやし…40g
ほうれん草…1把
なめ茸…大さじ2

作り方

1 ほうれん草は塩（分量外）を入れた熱湯でゆでて冷水に取り、水気をよく絞って4～5cmに切る。
2 1に酢もやしとなめ茸を混ぜる。

美肌　中性脂肪　便秘

ヨーグルトと混ぜるだけ！

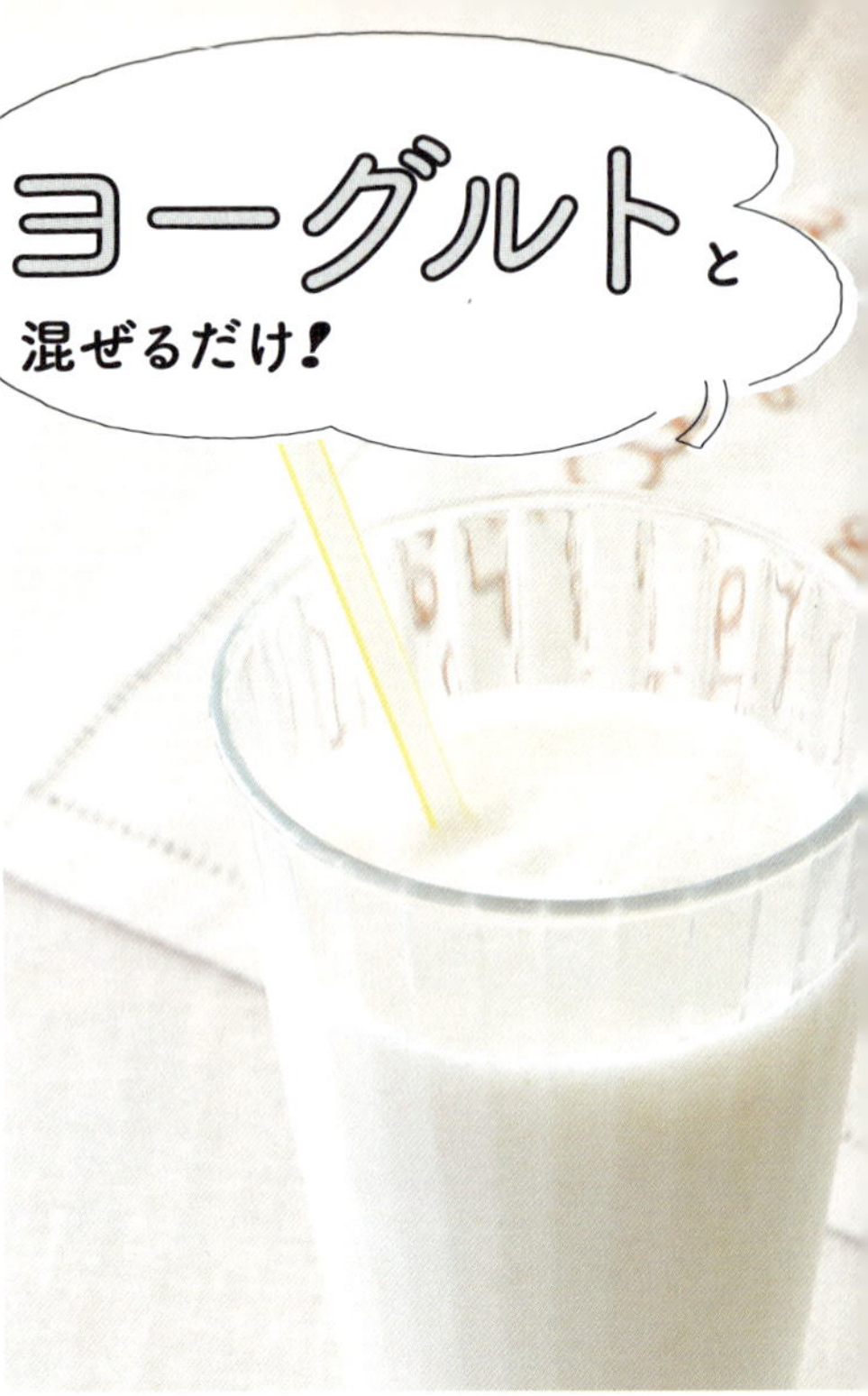

無添加で体にやさしい栄養ドリンク

疲れとりスムージー

便秘　美肌

材料（2人分）

酢もやし…250g
牛乳…120cc
ヨーグルト…100g
はちみつ…80g
砂糖…大さじ2

作り方

1. 酢もやしを凍らせる。
2. 牛乳と砂糖を鍋に入れ、沸騰させて冷ます。
3. 1、2とヨーグルト、はちみつをミキサーにかける。

ビタミン・ミネラルたっぷりのヘルシーデザート

腸活ヨーグルト

便秘　美肌

材料（2人分）

酢もやし…40g
ヨーグルト…100g
キウイ…1/2個
いちご…4個
はちみつ…適量

作り方

1. 酢もやしを半分に切る。
2. キウイを角切りにする。
3. いちごは食べやすい大きさに切る。
4. ヨーグルトに1、2とはちみつを入れて混ぜ、いちごを飾る。

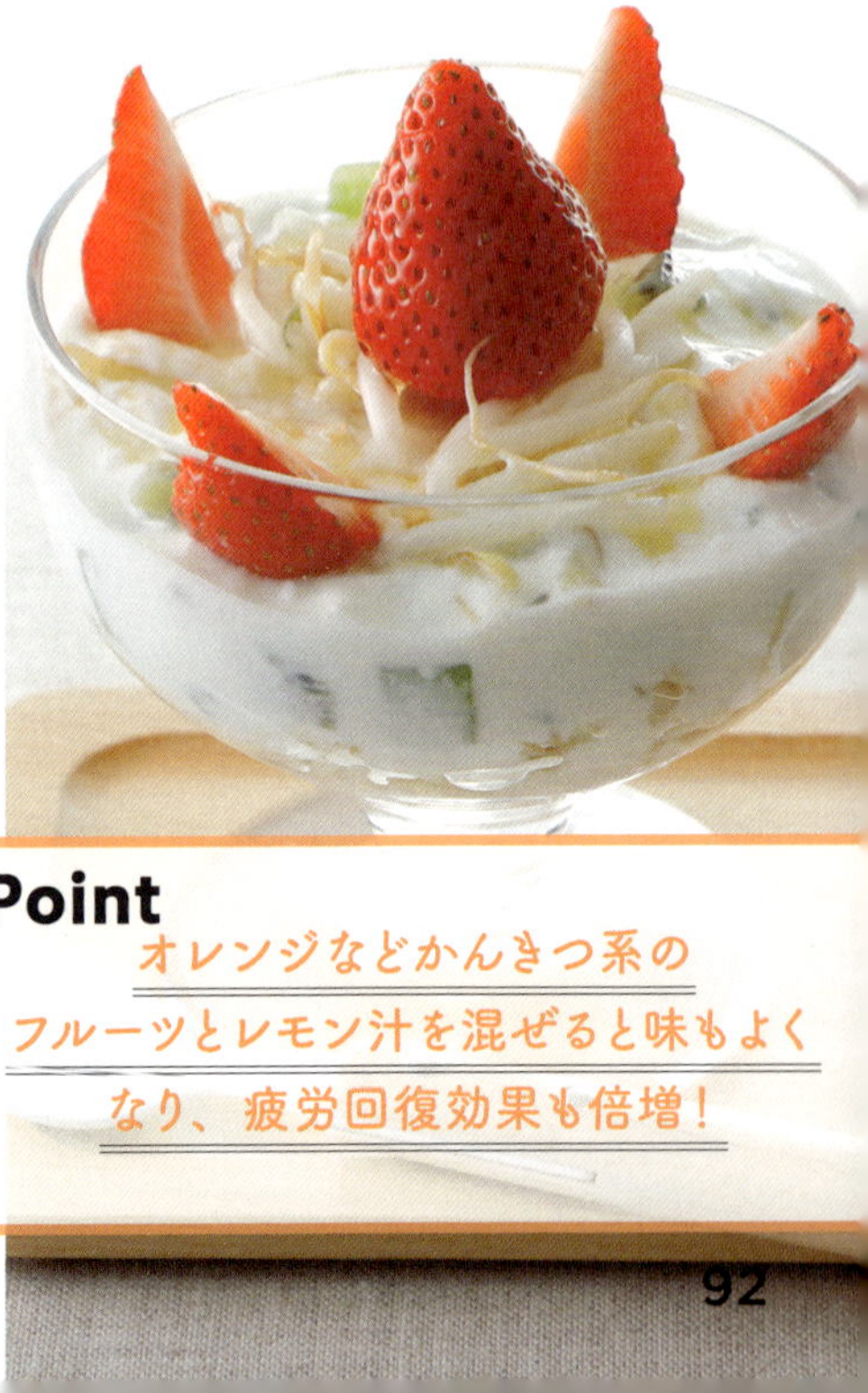

Point
オレンジなどかんきつ系のフルーツとレモン汁を混ぜると味もよくなり、疲労回復効果も倍増！

第 4 章

ひと手間加えて健康効果UP!

酢もやし アレンジレシピ

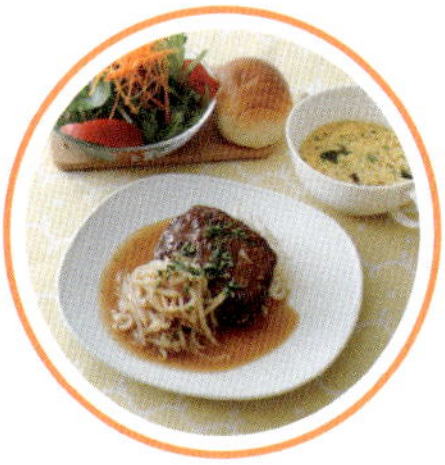

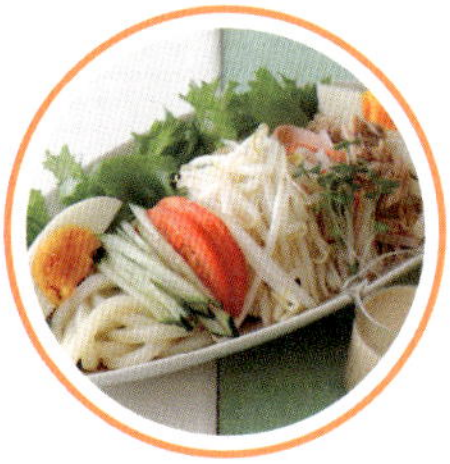

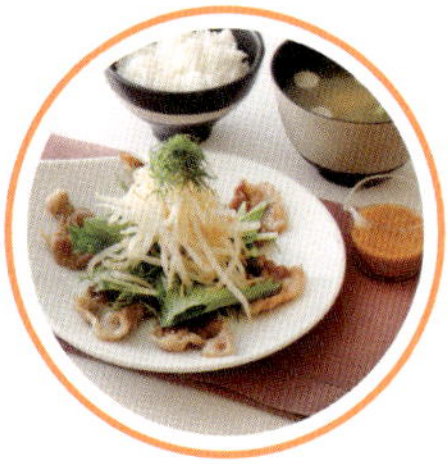

和、洋、中、どんな味付けにもあう「酢もやし」。
この章では、ほかの健康効果の高い食材と組み合わせた
バラエティー豊かなレシピをご紹介します。

【レシピの見方】計量単位は大さじ1＝15ml、1カップ＝200mlです。／卵のサイズはMサイズを使用しています。／電子レンジのワット数は600Wです。ただ、メーカーや機種によって異なりますので、様子を見ながら加減してください。また、加熱する際は、付属の説明書にしたがって、高温に耐えられる容器や皿を使用してください。

レシピの写真はイメージであり、パセリなどの添えものは材料などに含まれていません。見た目も異なる場合があります。

【注意】レシピの調味料の量は健康な方がおいしく食べられることを基準にしています。糖尿病、高血圧など、持病のある方、生活習慣病の不安がある方は、量を減らしてください。

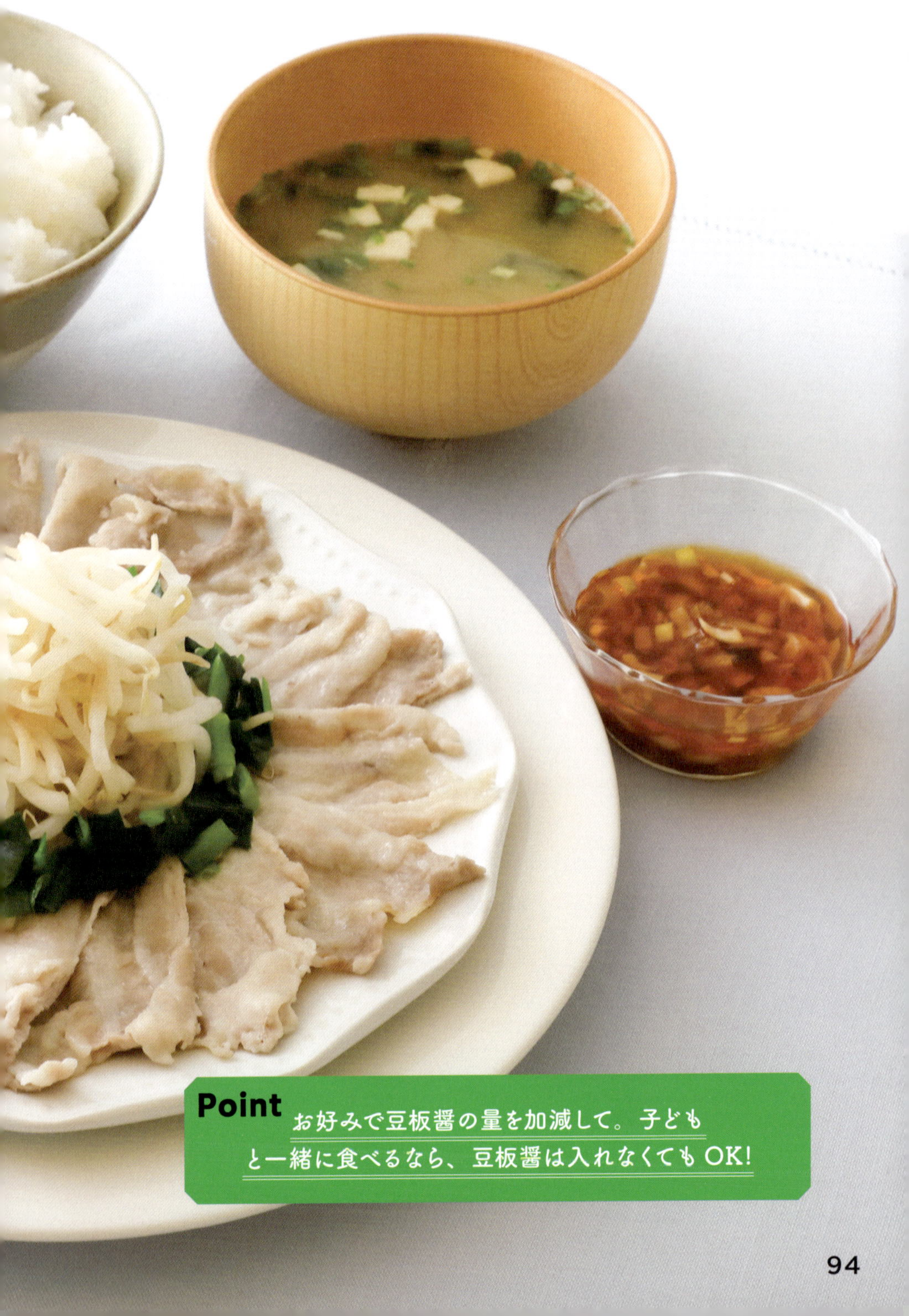

Point お好みで豆板醤の量を加減して。子どもと一緒に食べるなら、豆板醤は入れなくてもOK!

しつこい

疲れに！

にらと豚肉をプラスで
抜群の疲労回復効果！

豚バラのレンチン蒸し

材料（2人分）

酢もやし…200g
豚バラ肉…150g
にら…1/2 束
塩・こしょう…少々
ねぎソース［長ねぎ（みじん切り）…10cm ／にんにくチューブ…1cm ／しょうがチューブ…0.5cm ／しょうゆ…大さじ 1/2 ／ごま油…大さじ 1 ／豆板醤…小さじ 1］

作り方

1 豚バラ肉を 3cm、にらを 1cm に切る。耐熱皿に豚バラ肉を並べて塩・こしょうをふる。にらをのせる。
2 電子レンジで 6 ～ 7 分温めて、酢もやしをのせる。
3 ねぎソースの材料をボウルに入れて混ぜ、2 分レンジで温めて 2 にかける。

動脈硬化　美肌　食欲増進

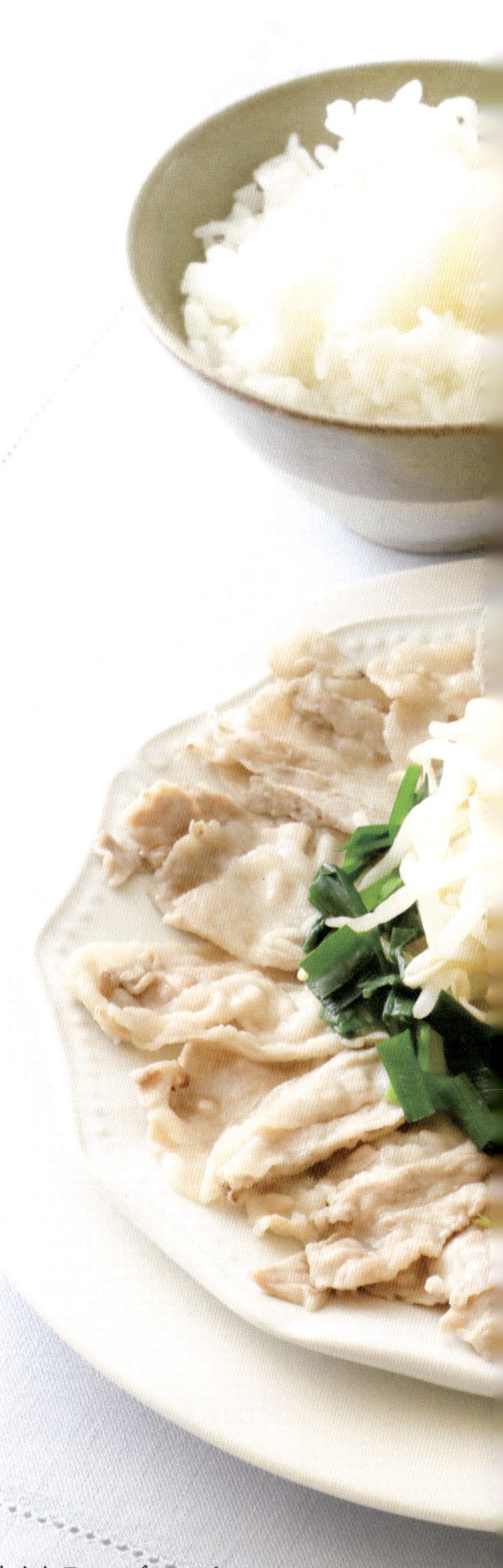

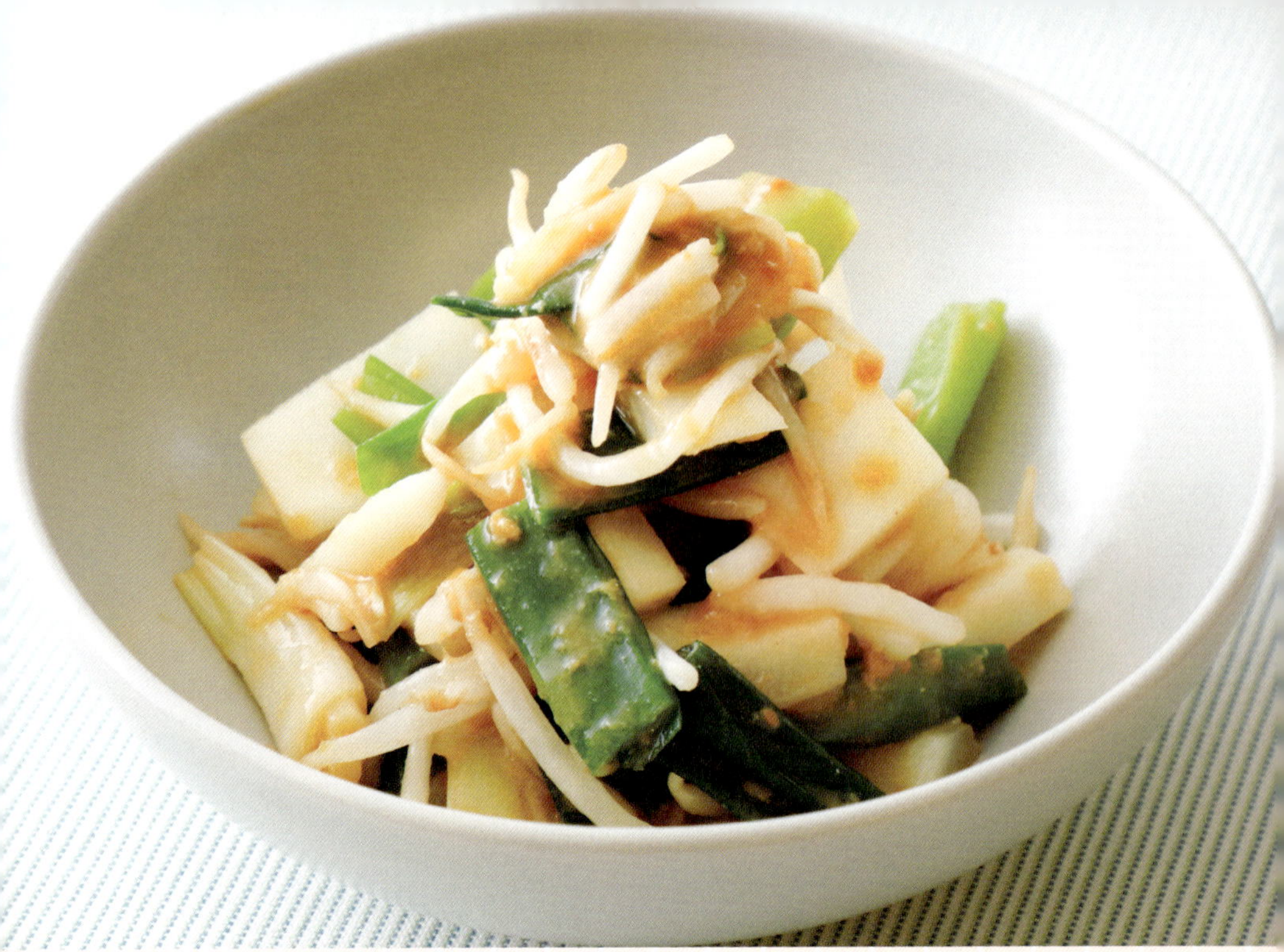

Wの酢パワー！　よく動いた日に食べたいひと品

大人味！ いかとわけぎのぬた

材料（2人分）

酢もやし…80g
いか（胴体）…100g
わけぎ…1/2 束
酢味噌［味噌…大さじ2／酢もやしの漬け汁…大さじ1／砂糖…少々／練りからし…小さじ1］

便秘　美肌　二日酔い

作り方

1 塩（分量外）を加えた熱湯でわけぎをサッとゆで、粗熱をとる。
2 同じ鍋でいかの色が変わるまで火を通す。氷水で急冷し、水気をきる。
3 わけぎといかを一口大に切る。酢味噌の材料を混ぜ、酢もやし、わけぎ、いかを加える。

Point
味噌の種類によって、砂糖の量を加減しましょう。

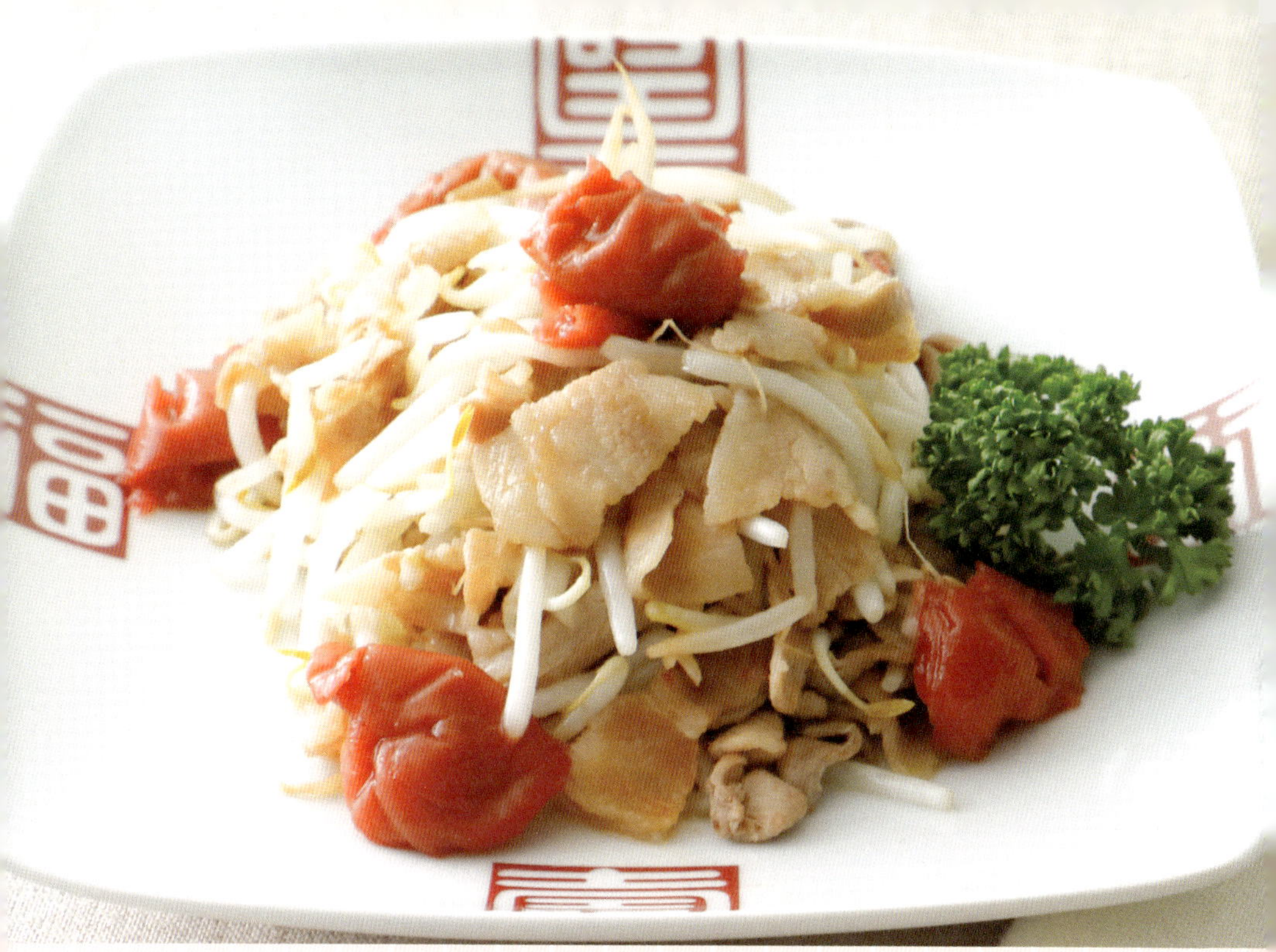

豊富な疲労回復ビタミンと
梅干しのクエン酸の相乗効果！

豚肉のさわやか和え

材料（2人分）

酢もやし…100g
豚バラ肉…150g
梅干し…4個
はちみつ…適量

A
- しょうゆ…大さじ1/2
- みりん…大さじ1
- お酒…大さじ1
- 砂糖…少々
- 水…大さじ5
- すりおろしにんにく…適量

作り方

1 種をとった梅干しをはちみつに浸けておく。
2 豚バラ肉を一口大に切り、フライパンで炒める。Aの材料をすべて混ぜ、フライパンに加え、味がなじむまで炒める。
3 火を止めて酢もやしを加え、味を染み込ませる。
4 皿に盛り、1の梅干しを飾る。

美肌　食欲増進　ダイエット

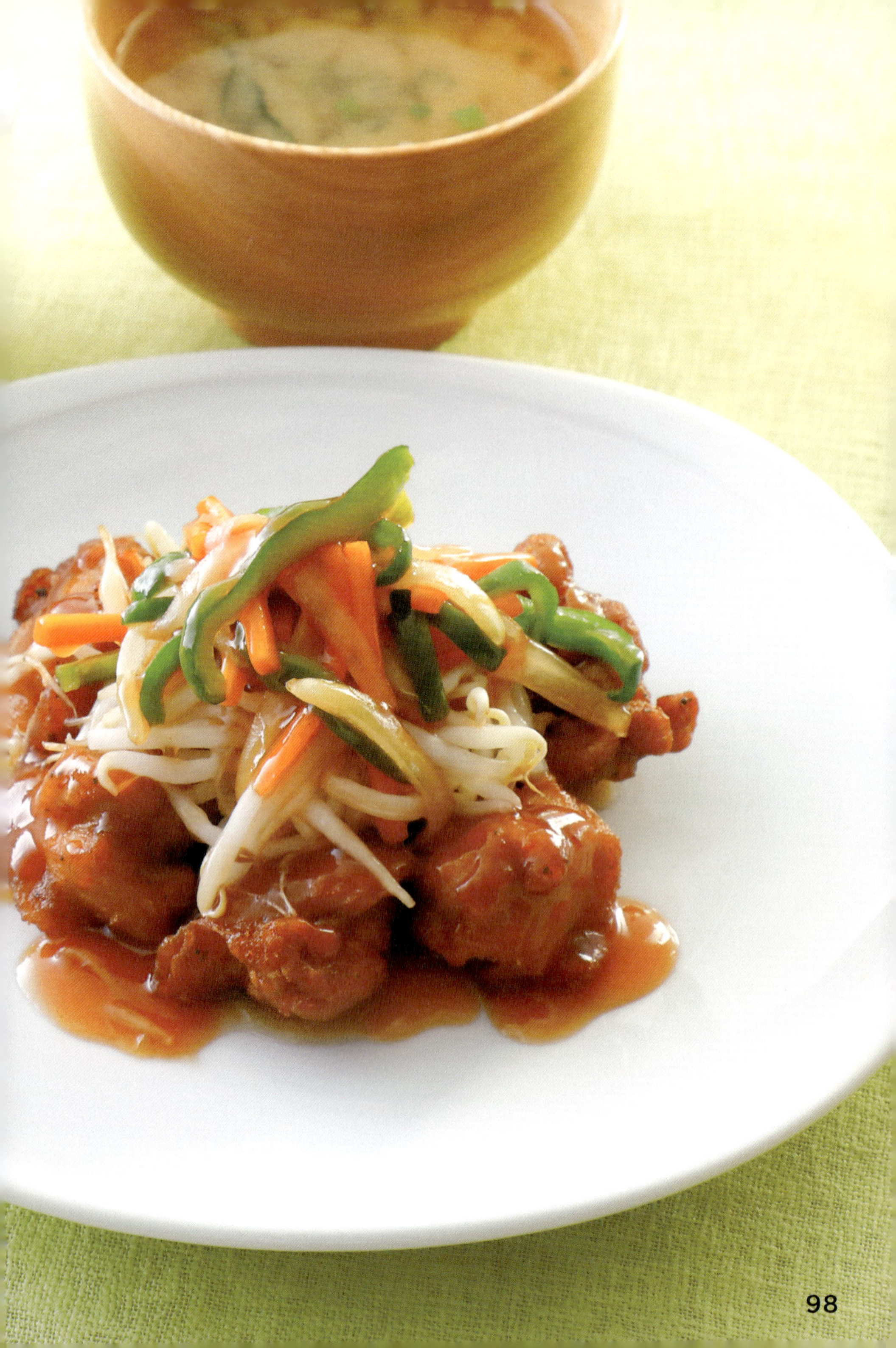

強力な抗酸化作用で、
体を元気に若返らせる

鶏のからあげ 甘酢もやしあんかけ

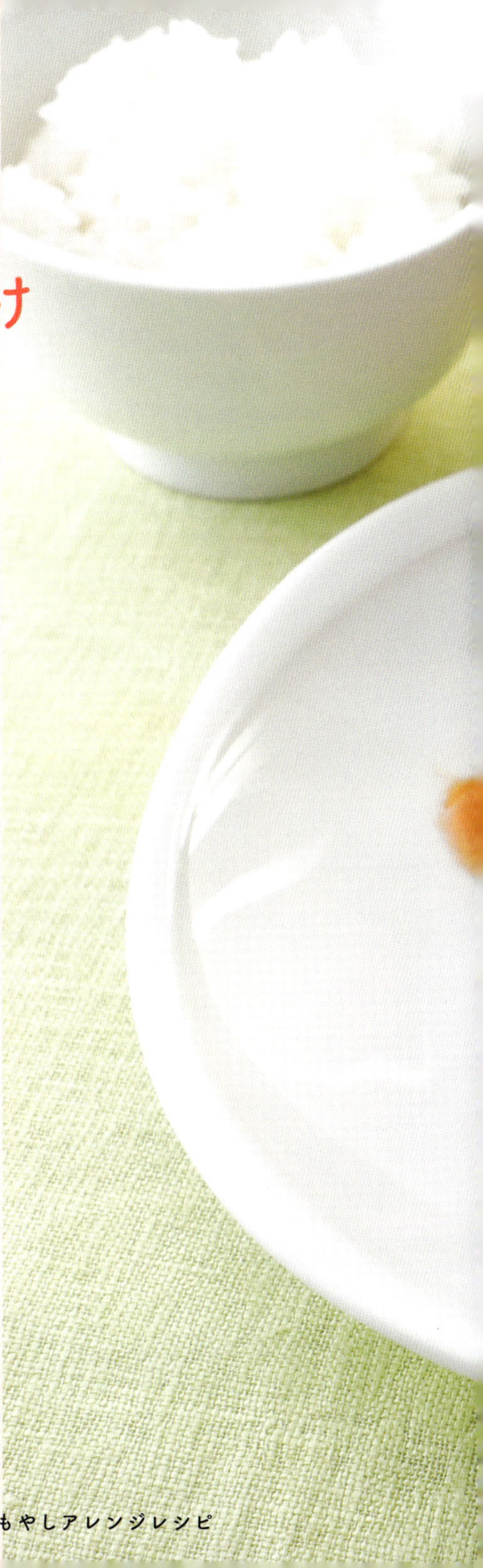

材料（2人分）

酢もやし…200g
からあげ（市販）…小12個
玉ねぎ…1/2個
ピーマン…1個
にんじん…1/2本
片栗粉…小さじ2
水…小さじ2
A
- 酢…大さじ2
- ケチャップ…大さじ2
- しょうゆ…大さじ1/2
- 砂糖…少々
- しょうがすりおろし…小さじ1/4

作り方

1 玉ねぎ、ピーマン、にんじんを細切りにする。
2 鍋に水1カップ（分量外）を入れて沸騰させ、玉ねぎとにんじんをゆでる。やわらかくなったらピーマンを加える。
3 2の鍋にAを加える。片栗粉を水で溶いて鍋に入れる。
4 火を止めて酢もやしを加える。
5 からあげを皿にのせ、4のたれをかける。

美肌　食欲増進

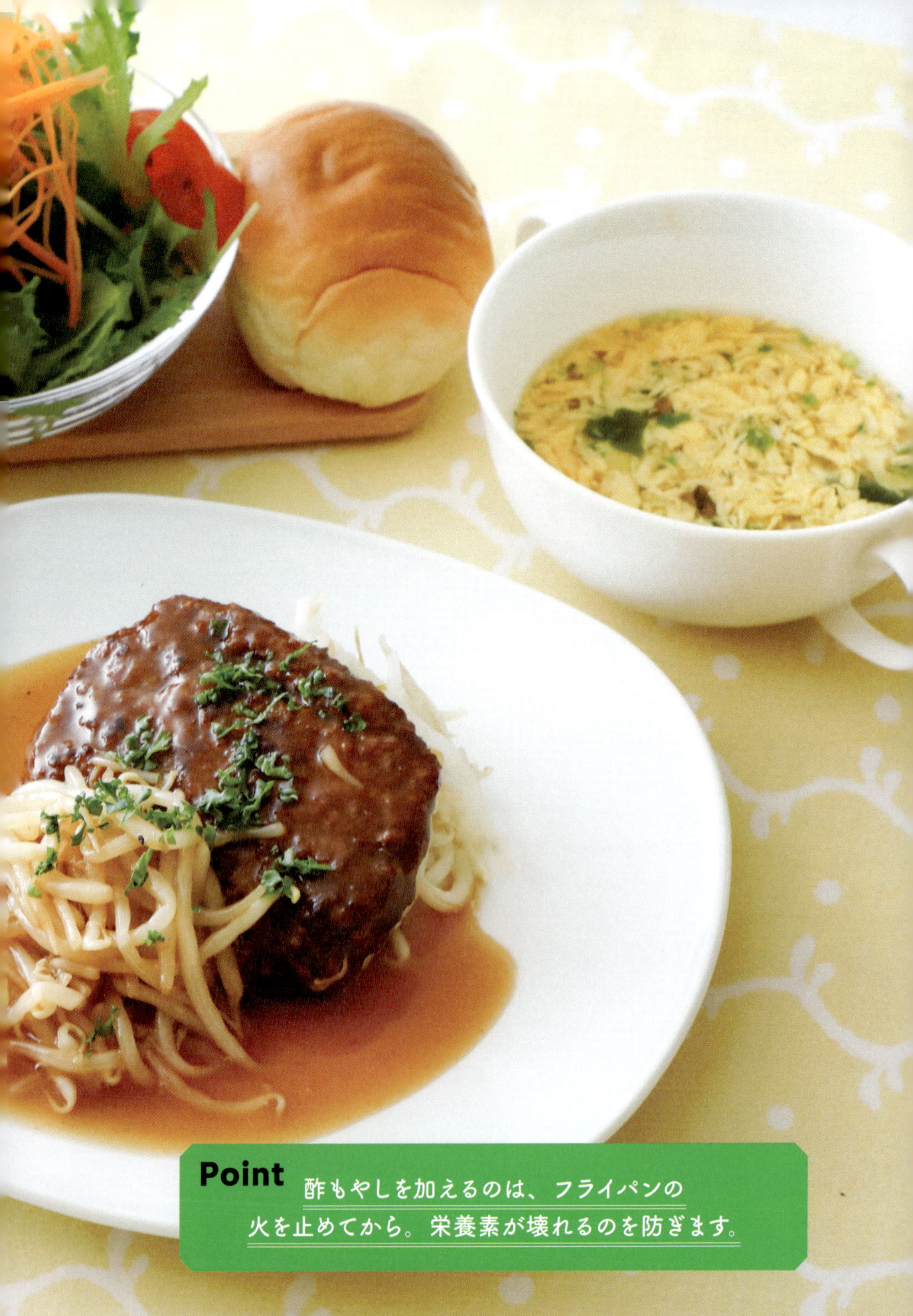

Point 酢もやしを加えるのは、フライパンの火を止めてから。栄養素が壊れるのを防ぎます。

元気に遊びまわる
子どものエネルギー
補給に！

煮込みもやしハンバーグ

材料（2人分）

酢もやし…100g
ハンバーグ（市販）…2個
煮込みソース［ケチャップ…大さじ2／ウスターソース…大さじ2／コンソメ…1個／水…150cc］

作り方

1 ハンバーグの両面をフライパンで焼き、皿にとる。
2 煮込みソースの材料をフライパンに入れ、とろみが出たらハンバーグを入れてからめる。
3 火を止め、酢もやしをソースと混ぜてハンバーグに添える。

美肌　食欲増進

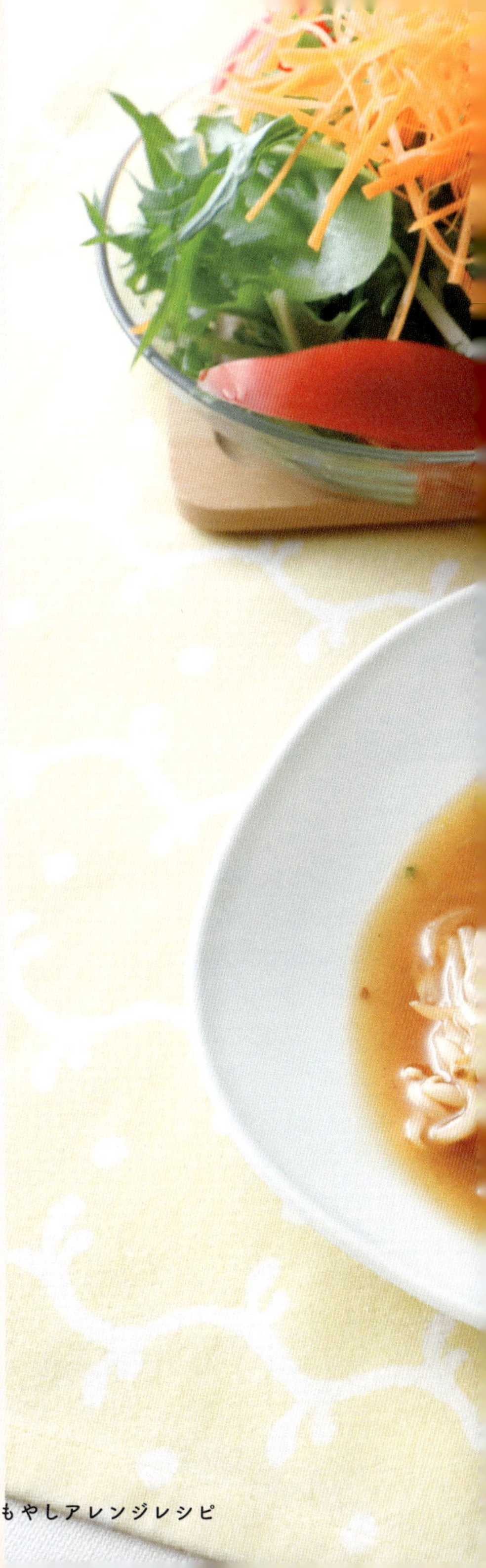

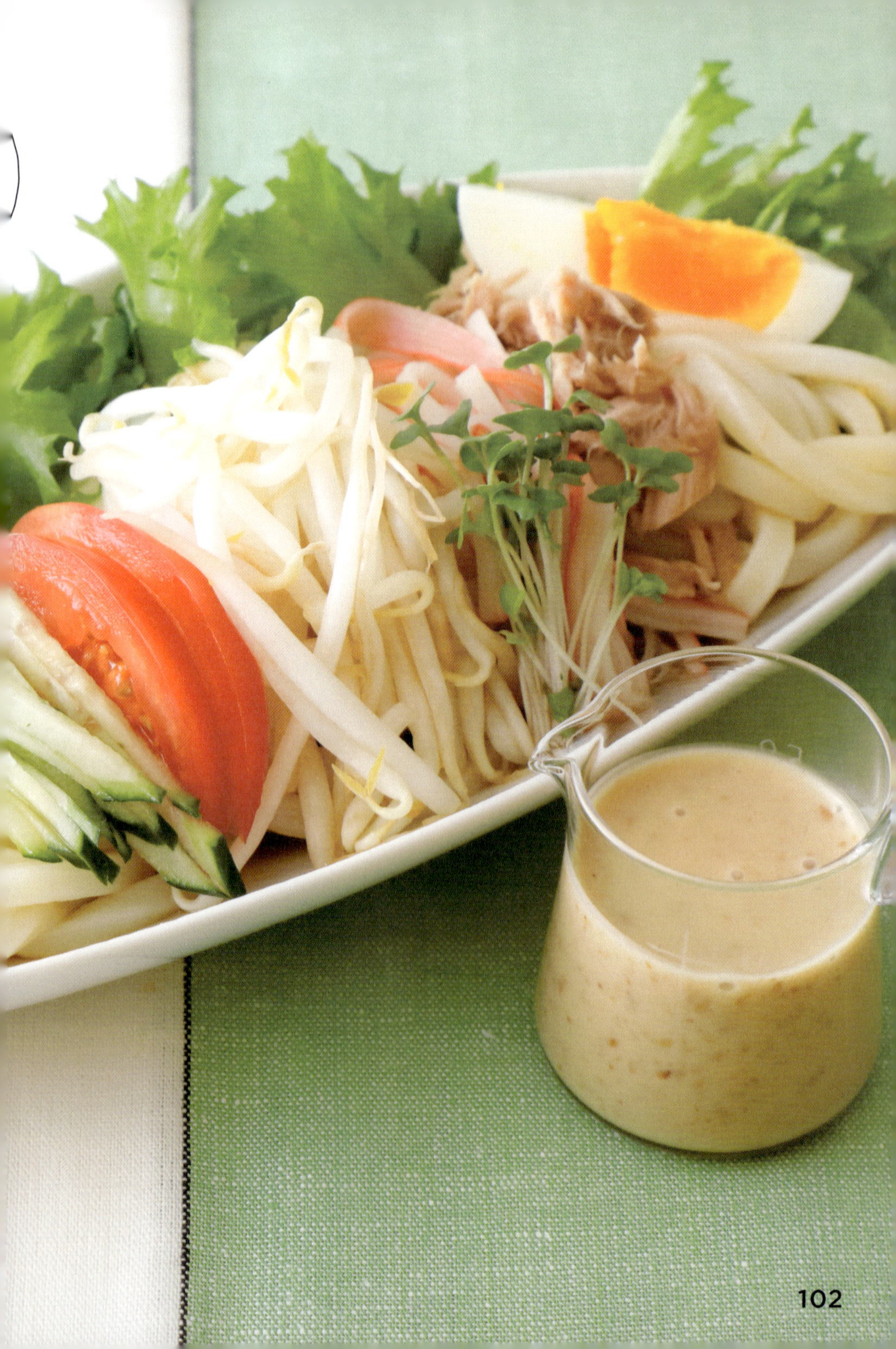

食欲がないときの栄養補給に！

野菜もたっぷりとれて、
栄養バランスもgood。
夏バテ時に！

野菜たっぷりサラダうどん

材料（2人分）

酢もやし…100g
冷凍うどん…2人前
カニカマ…2本
ツナ缶（ライトツナではない通常の油漬けのもの）…70g
ゆで卵または温泉卵…2個
レタス…2枚
トマト…1/2個
きゅうり…1/2本
かいわれ大根…適量
マヨネーズ…適量
たれ［お好みのドレッシング…大さじ2／酢もやしの漬け汁…大さじ1／めんつゆ（3倍濃縮タイプ）…大さじ2］

作り方

1 うどんをゆでて冷水にとり、水気をきって皿に盛る。
2 野菜類を食べやすく切る。カニカマは裂く。酢もやし、野菜類、卵、カニカマ、ツナ缶をうどんにのせる。
3 たれの材料を混ぜ、うどんにかける。お好みでマヨネーズを添える。

美肌　食欲増進　便秘

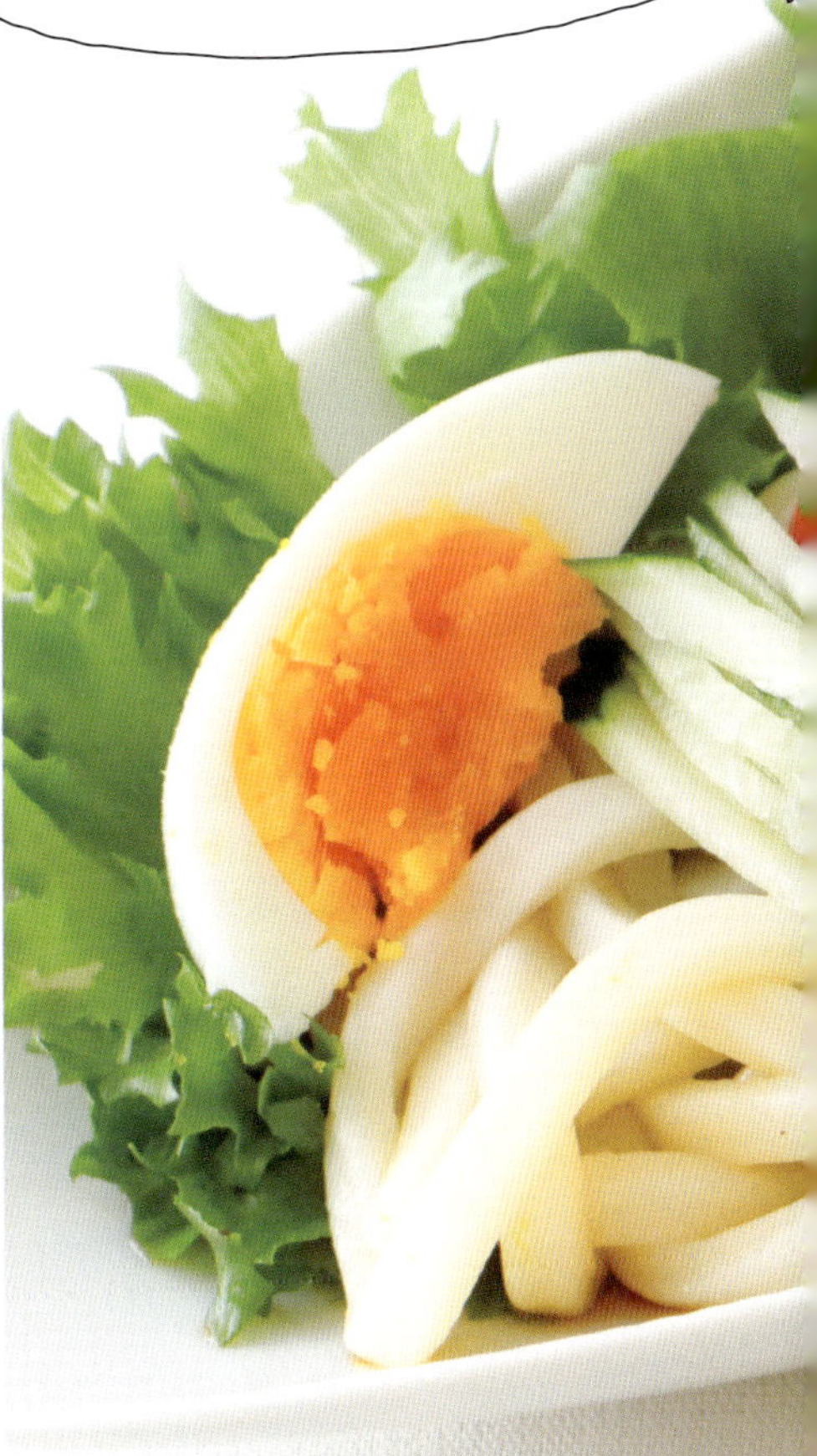

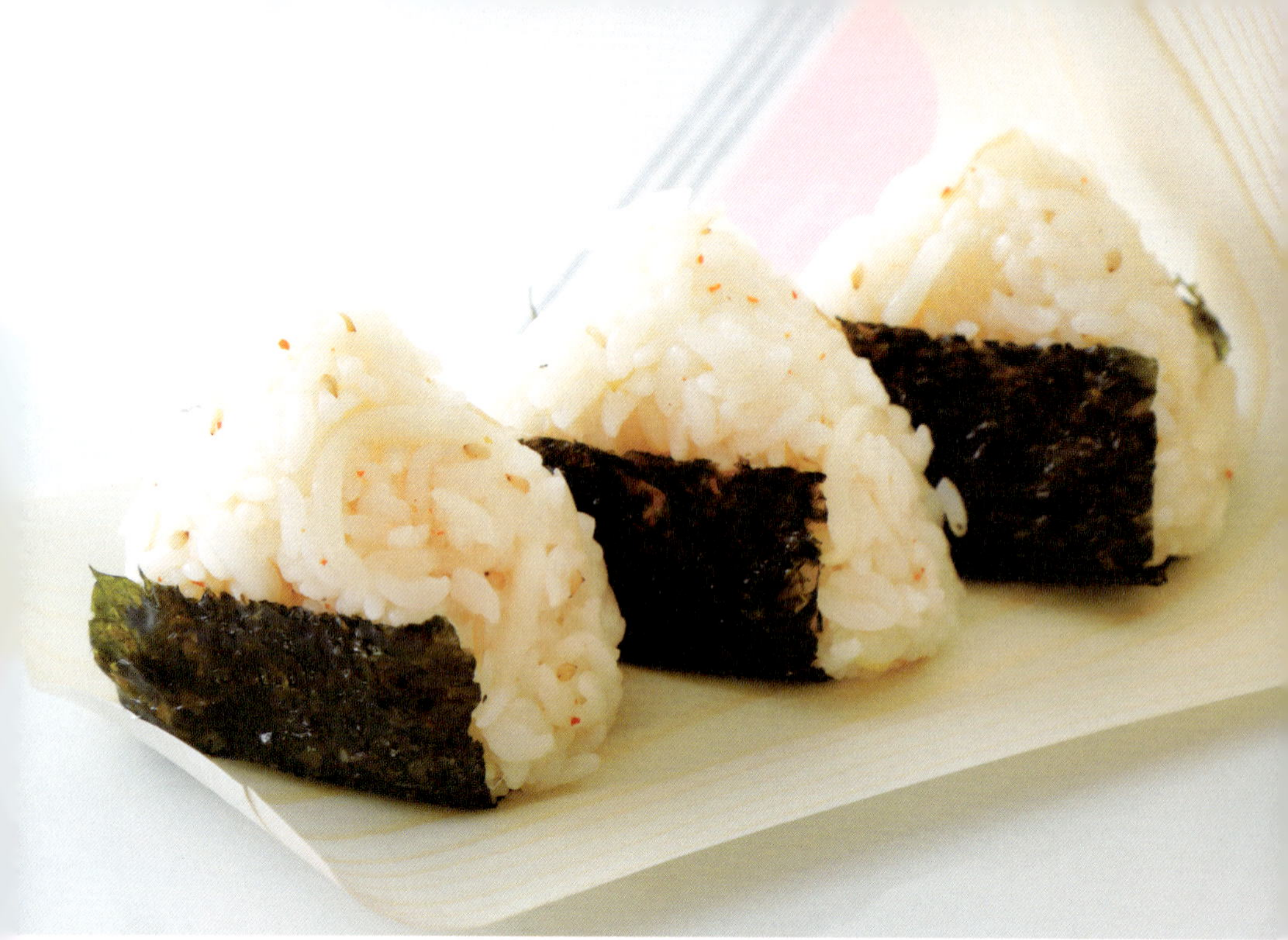

お弁当にも最適！
ピリ辛ごま風味で食欲増進おにぎり

韓国風ヘルシーおにぎり

材料（2人分）

酢もやし…50g
ごはん…300g
韓国のり…2枚
A
- ごま油…小さじ1
- 白いりごま…小さじ1
- 鶏ガラスープの素…小さじ1/2
- 一味唐辛子…2つまみ
- 塩…1つまみ

作り方

1 酢もやしを粗みじんに切る。
2 ボウルに1、ごはん、Aを混ぜ、おにぎりを作る。
3 韓国のりを巻く。

動脈硬化　便秘　食欲増進

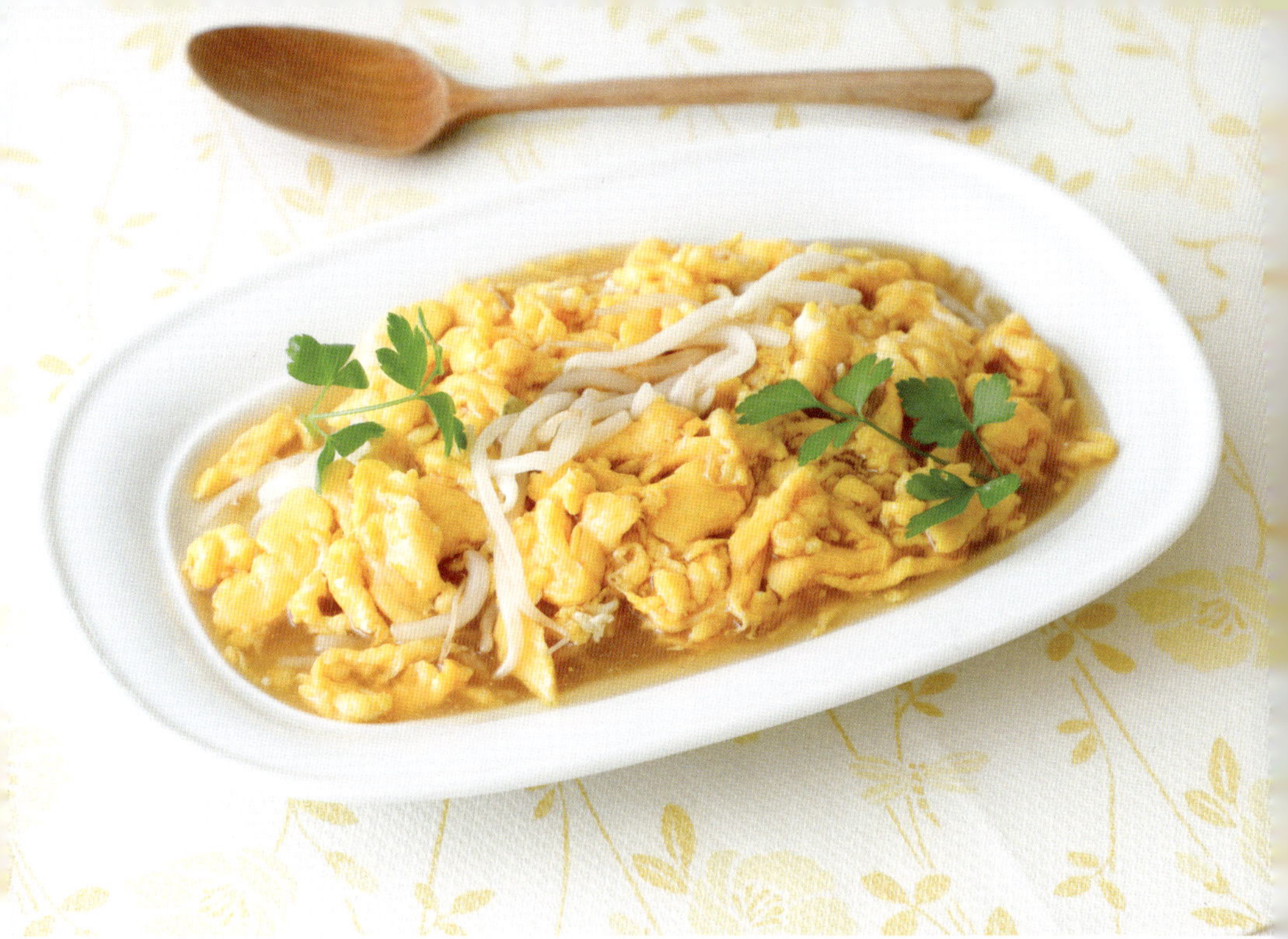

漬け汁を使うことで、
疲労回復効果倍増！

酢もやし卵あんかけ

材料（2人分）

酢もやし…200g
卵…2個
オリーブオイル…大さじ1

A
- ポン酢…大さじ2
- 砂糖…少々
- 中華だし…小さじ2
- 片栗粉…大さじ1
- 酢もやしの漬け汁…大さじ1
- 水…150cc

作り方

1 卵を割ってかき混ぜる。フライパンにオリーブオイルをひき、スクランブルエッグを作る。
2 Aを混ぜて1に加え、少し煮詰める。
3 2と酢もやしを混ぜる。

美肌　便秘

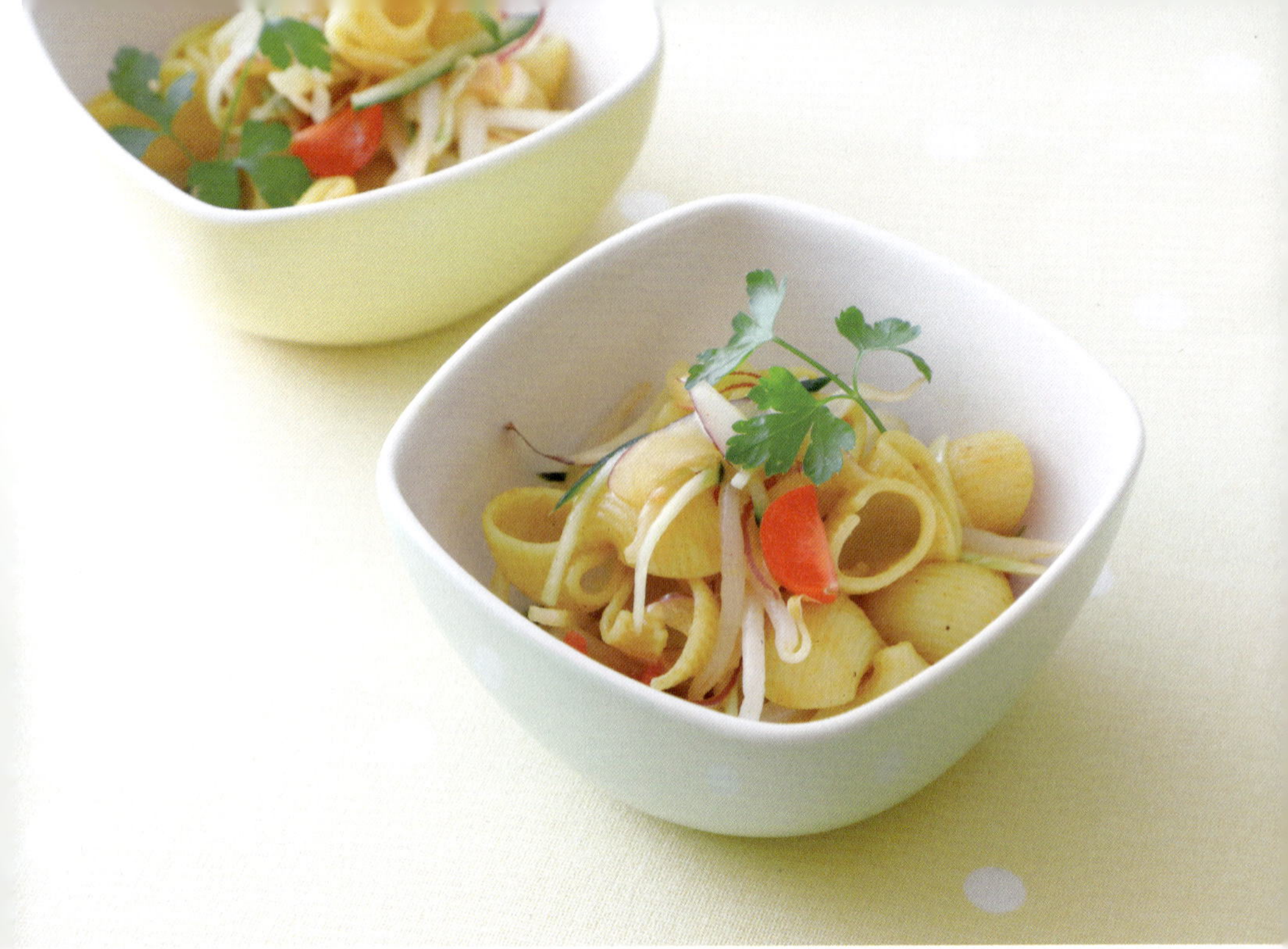

五感を刺激して食欲増進！
免疫力も高まる栄養満点サラダ

マカロニ酢もやしサラダ

材料（2人分）

酢もやし…60g
乾燥マカロニ…40g
紫玉ねぎ…1/6 個
きゅうり…1/4 本
セロリ…5cm
ミニトマト…6個
ソース［酢もやしの漬け汁…大さじ1／顆粒コンソメ…小さじ 1/2
オリーブオイル…大さじ1／カレーパウダー…小さじ 1/2 ／塩…ひとつまみ／こしょう…少々／スイートチリソース（あれば）…小さじ1］

作り方

1 乾燥マカロニを表示の通りにゆでる。ミニトマトは 1/4 に切り、ほかの野菜は薄い千切りにする。
2 ボウルにソースの材料を合わせる。
3 2 にマカロニと酢もやし、1 を加え、よく和える。

動脈硬化　二日酔い　食欲増進

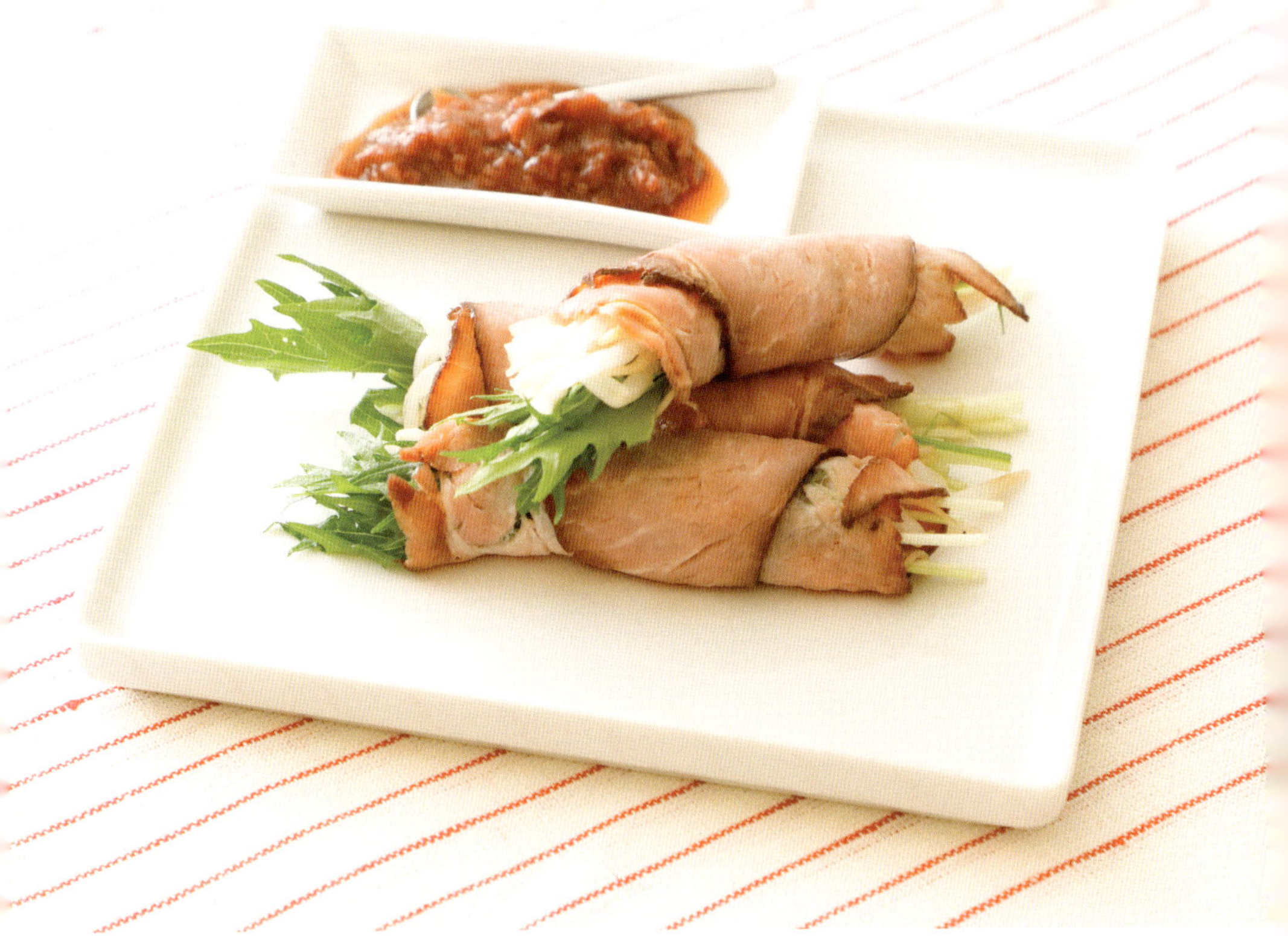

ビタミン B_1 が豊富な豚肉を
さっぱり味付け。パクパク食べられる

ローストポークのさっぱり巻き

材料（2人分）

酢もやし…60g
ローストポーク（市販）…6枚
しそ…3枚
水菜…1束
梅だれ［梅干し…2個／ポン酢…大さじ1／砂糖…小さじ1/2］

作り方

1 しそを半分に切る。水菜を4～5cmに切る。
2 ローストポークでしそ、水菜、酢もやしを巻く。梅干しのたねをとり、果肉を包丁でたたく。その他の梅だれの材料と混ぜてかける。

美肌　ダイエット

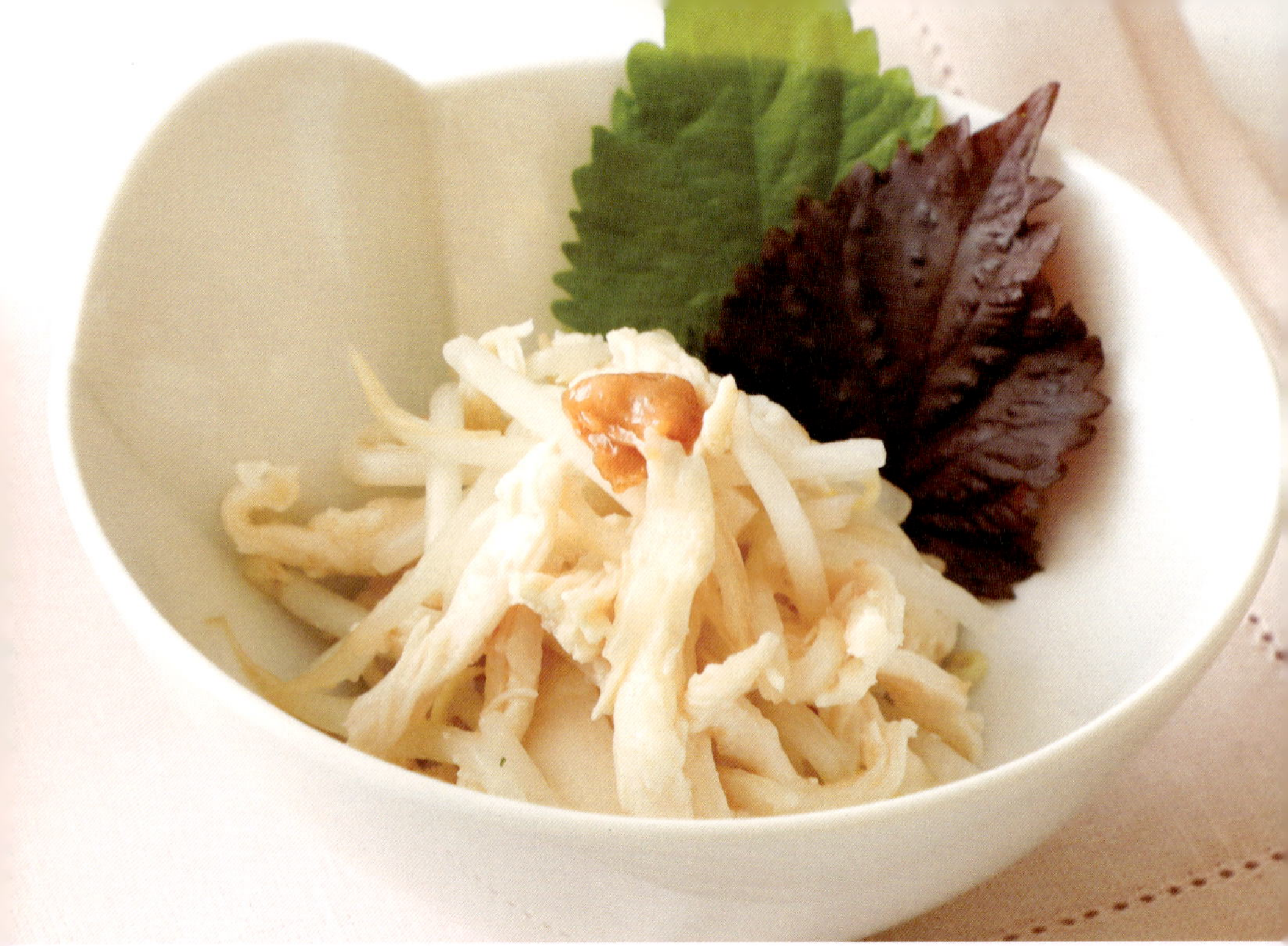

話題の疲労回復食材
鶏むね肉との強力コラボ！

鶏むね肉の梅肉和え

材料（2人分）

酢もやし…40g
鶏むね肉…50g
酒…大さじ1
梅肉ペースト…2cm

作り方

1 鶏むね肉に酒をふりかけ、レンジで2分間加熱する。
2 鶏むね肉を裂き、酢もやしと梅肉ペーストで和える。

美肌　食欲増進　ダイエット

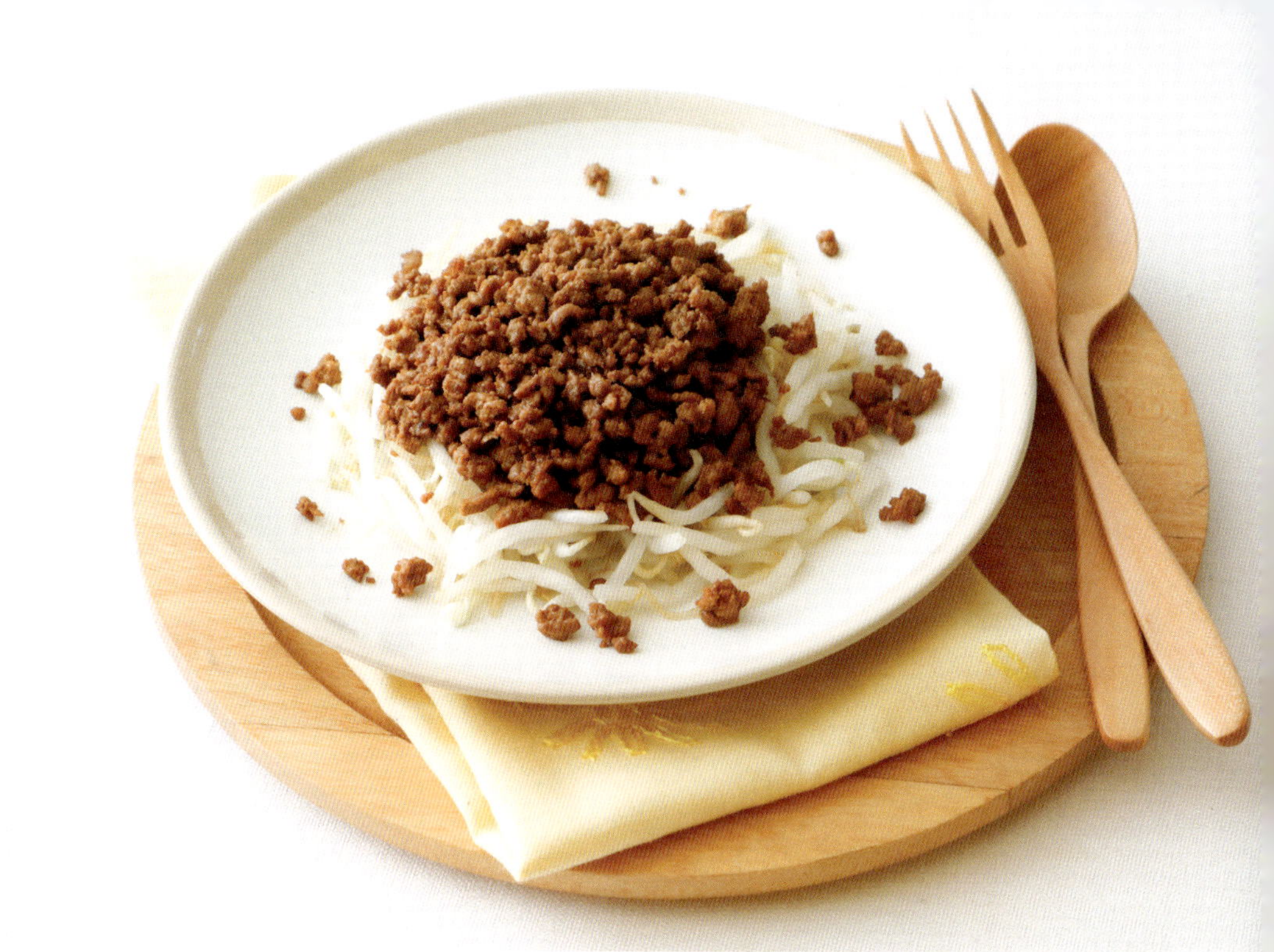

甘辛い味付けで、食欲も増進！　健康ふりかけ

ジャージャー麺風そぼろ

材料（2人分）

酢もやし…100g
豚ひき肉…150g

A
- 紹興酒《しょうこうしゅ》または日本酒…大さじ1/2
- しょうゆ…大さじ1
- 甜麺醤《テンメンジャン》…大さじ1

作り方

1 フライパンを火にかけ、豚ひき肉を中火で炒める。火が通り、出てきた水分が透き通ってきたら、Aを加えて絡めながらしっかり炒める。

2 肉から出る脂が透き通ってきたら火からおろし、皿にのせた酢もやしにかける。

食欲増進　ダイエット

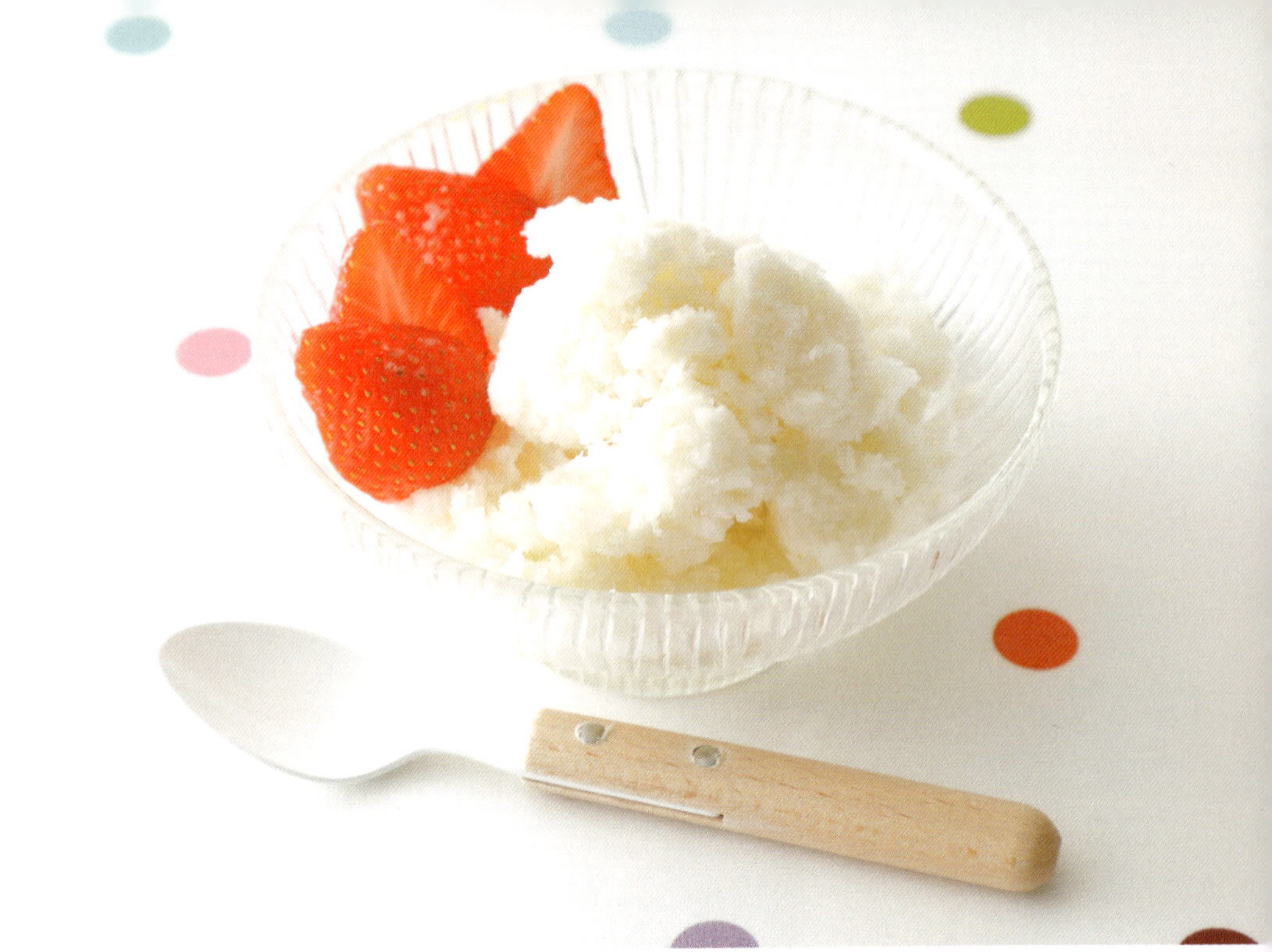

夏の暑い日に最適！　疲労回復デザート

酢もやしのシャーベット

材料（2人分）

酢もやし…125g
牛乳…60cc
ヨーグルト…50g
はちみつ…40g
砂糖…大さじ1

作り方

1 簡単レシピ「疲れとりスムージー（P92）」の1人分を製氷機に入れて凍らせる。

美肌　食欲増進　ダイエット

Point
黒蜜、はちみつなどをかけて食べるのもおススメ。

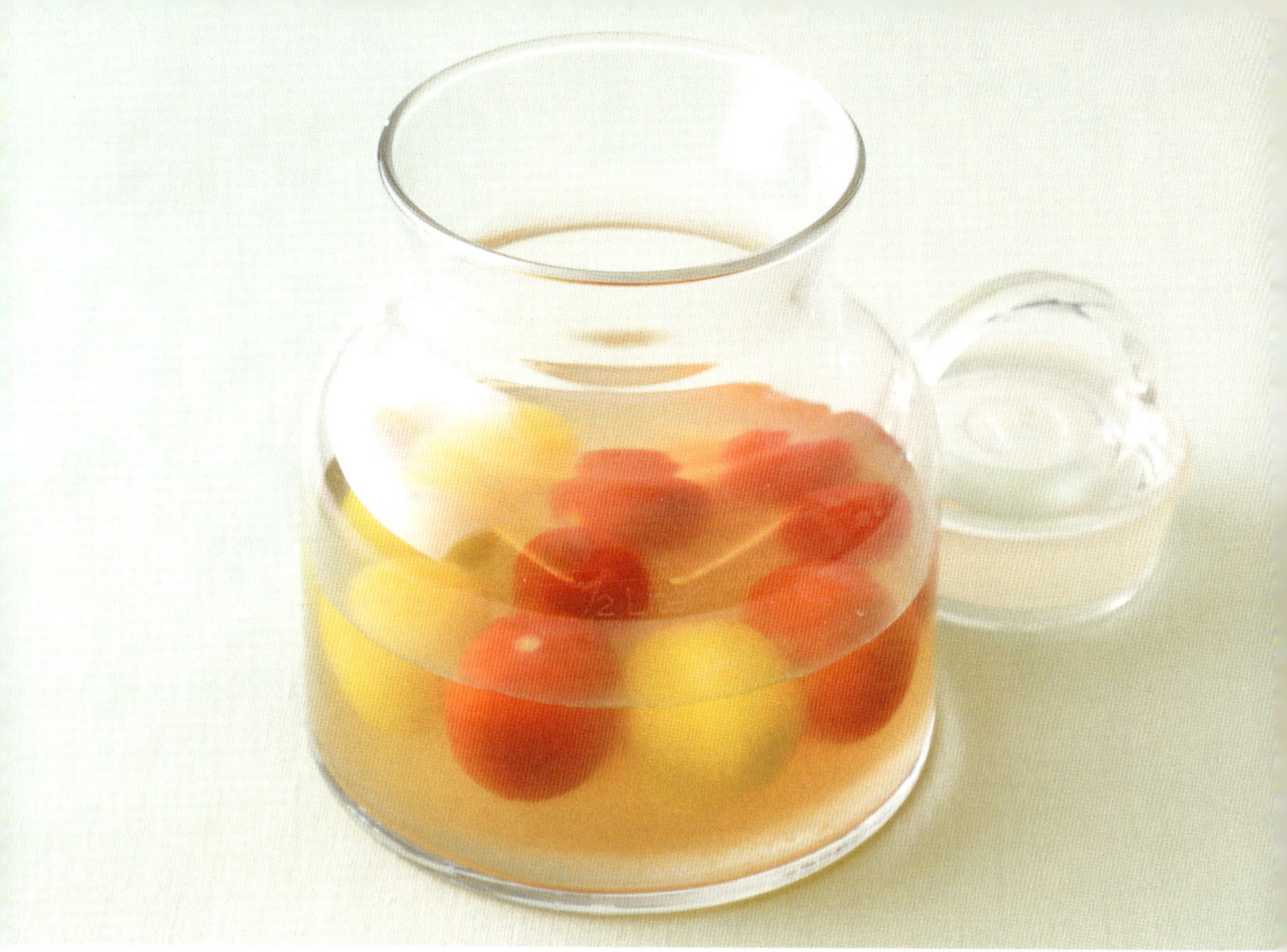

漬け汁も一緒にとれば、さっぱり栄養満点！

カラフルミニトマトの
はちみつマリネ

材料（2人分）

酢もやしの漬け汁…1/2 カップ
ミニトマト…20 個
はちみつ…小さじ1

作り方

1 ミニトマトを湯むきして、氷水にとる。水気をきる。
2 酢もやしの漬け汁とはちみつを混ぜ、マリネ液を作る。
3 マリネ液にトマトを漬け、できれば1晩置く。

中性脂肪　コレステロール値　便秘　美肌

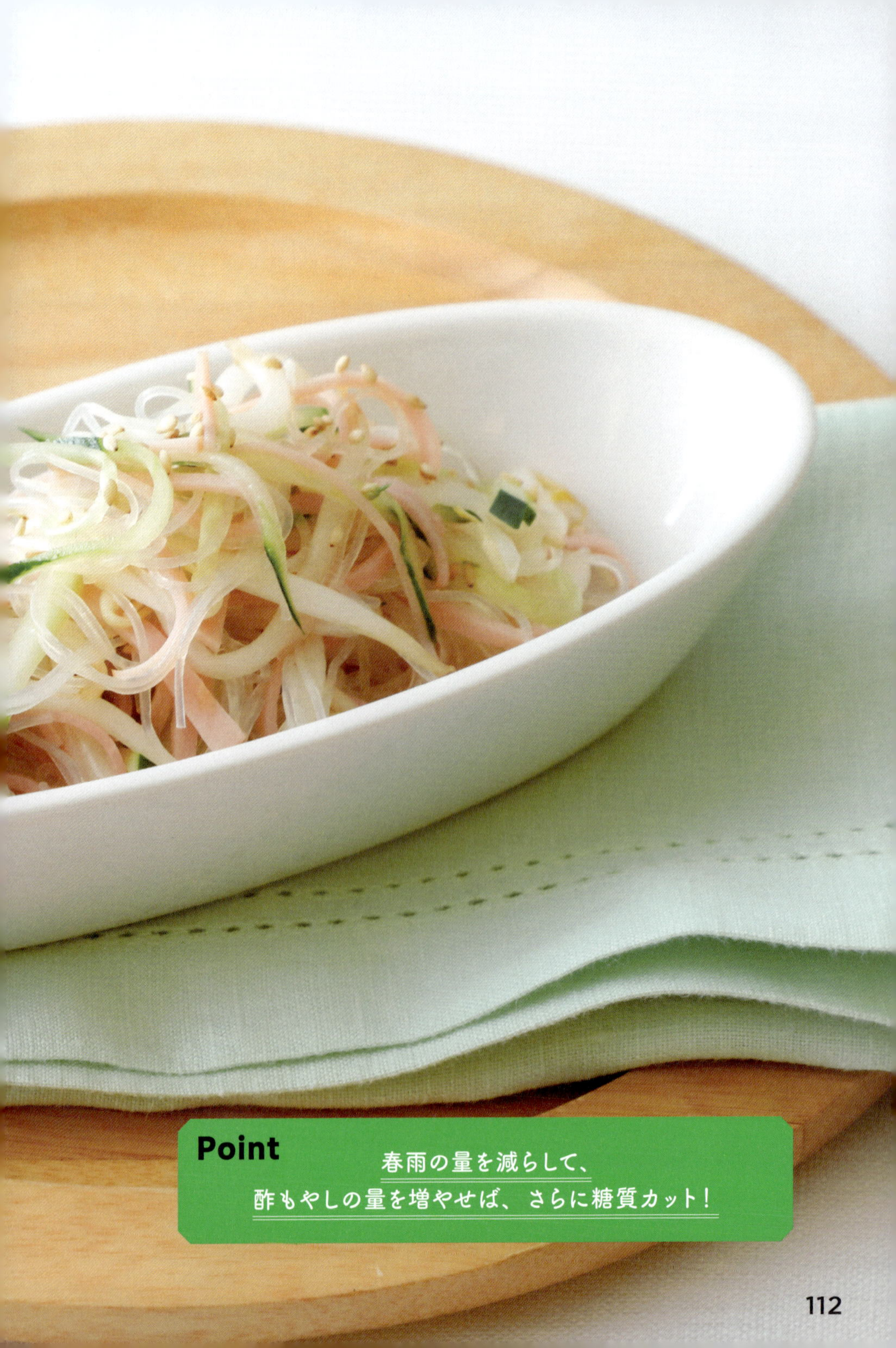

Point

春雨の量を減らして、
酢もやしの量を増やせば、さらに糖質カット！

ダイエットに最適！

**漬け汁も活用！
つるつる食感があとを引く**

ヘルシー冷やし中華

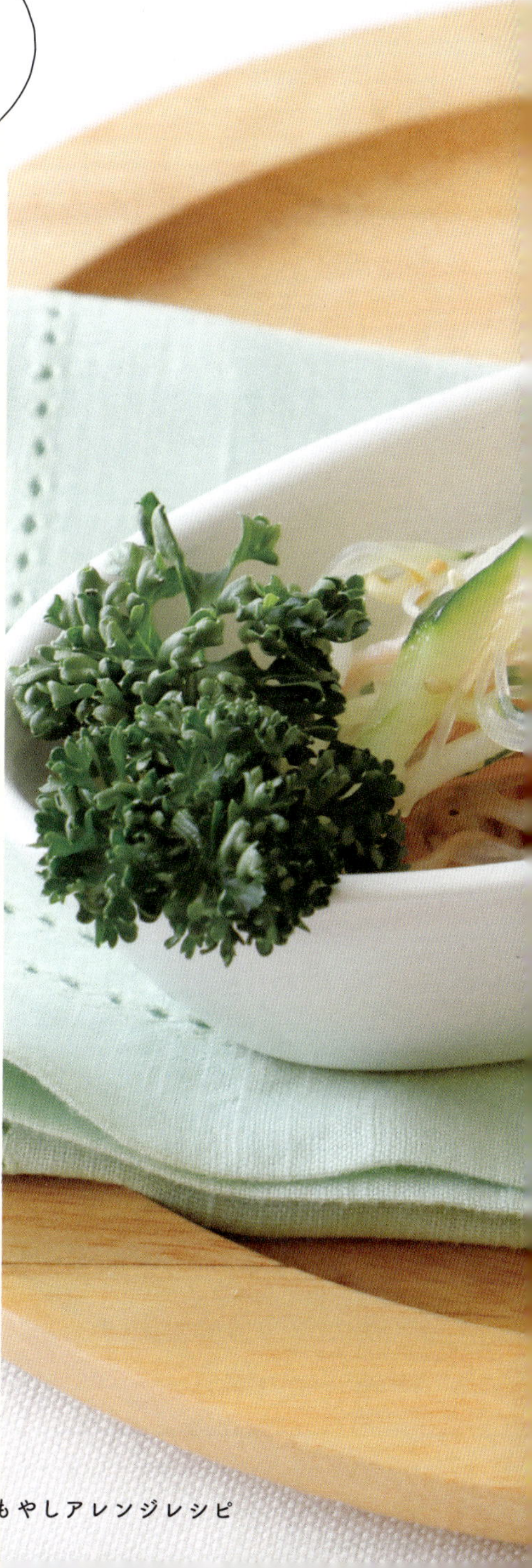

材料（2人分）

酢もやし…80g
乾燥春雨…30g
ハム…2枚
きゅうり…1/2本

A
- ごま油…小さじ1
- しょうゆ…大さじ1
- 砂糖…小さじ1/2
- 白ごま…適量

作り方

1. 乾燥春雨をゆで、食べやすい大きさに切る。ハムときゅうりを千切りにする。
2. ボウルにAを入れ、よく混ぜる。
3. 2に酢もやし、春雨、ハム、きゅうりを入れ、ざっくりと混ぜる。

中性脂肪　コレステロール値　動脈硬化

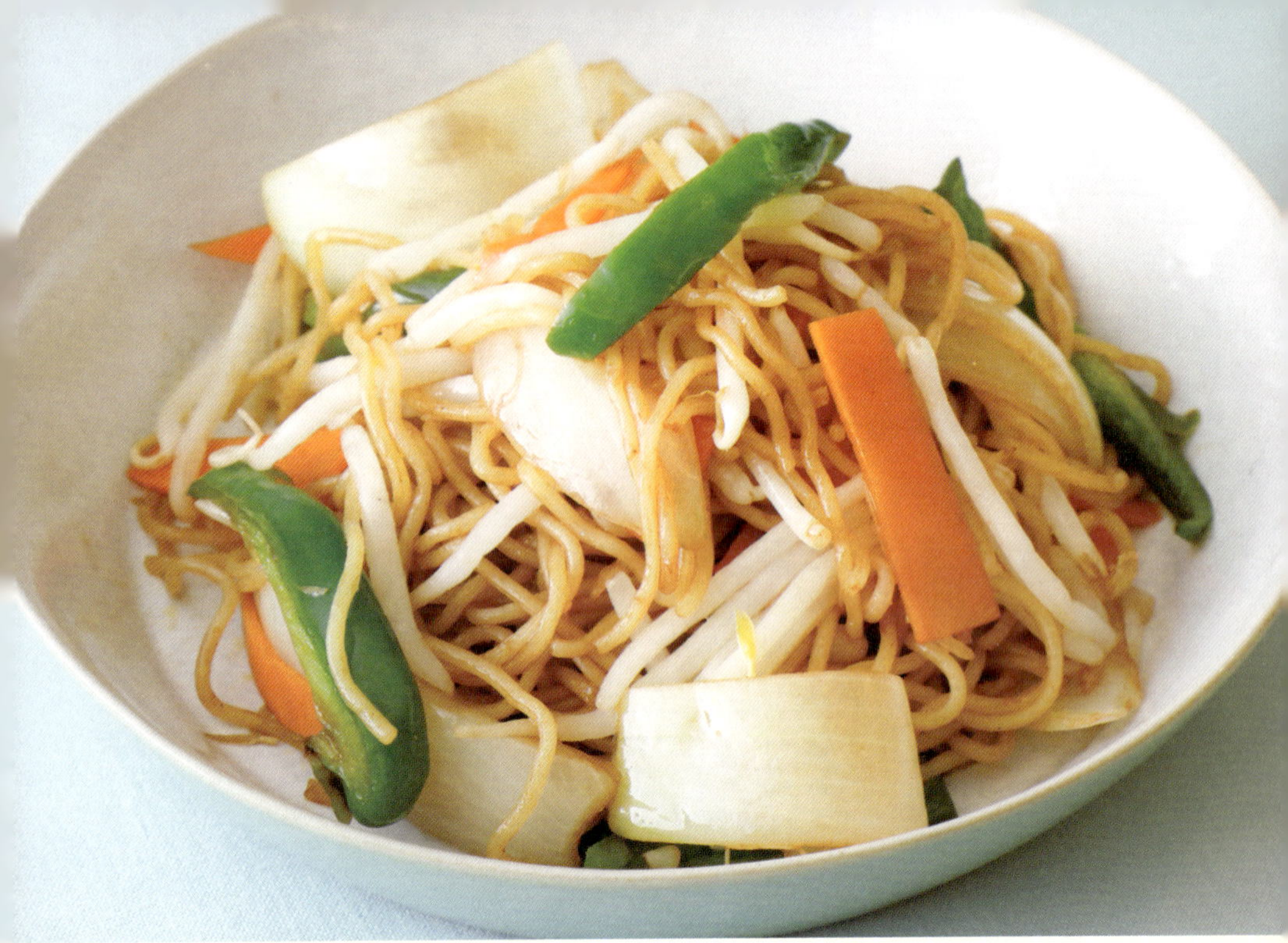

麺の量を減らし、その分酢もやし増量で
カロリーと糖質 OFF！

子ども喜ぶすっぱ焼きそば

材料（2人分）

酢もやし…100g
焼きそば…2玉
にんじん…1/2本
玉ねぎ…1/4個
ピーマン…1個
油…大さじ1
オイスターソース…小さじ1
焼きそばのソース
（添付のもの）…適量

作り方

1 野菜を短冊切りにする
2 フライパンに油をひいて、にんじん、玉ねぎ、ピーマンを炒め、油がまわったら焼きそばの麺を加えて炒める。
3 麺がほぐれたら、オイスターソースを加え、添付の焼きそばソースで味を調える。火を止め、最後に酢もやしを加える。

動脈硬化　美肌

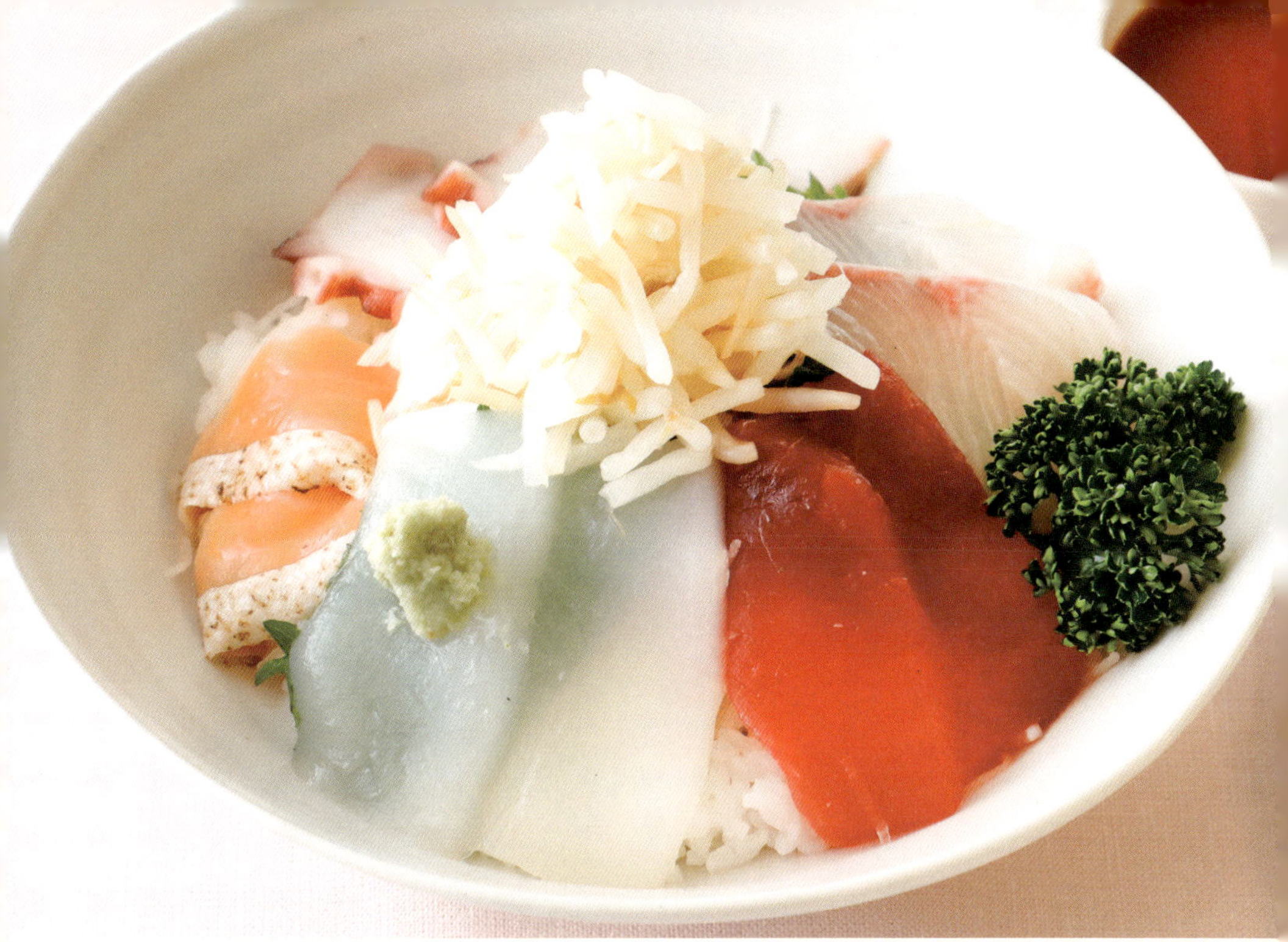

酢をたくさんとって
エネルギー代謝アップ！

簡単海鮮寿司

材料（2人分）

酢もやし…180g
ごはん…400g
酢もやしの漬け汁…大さじ2
刺身…適量
わさび…お好みで
しその葉…お好みで
しょうゆ…適量

作り方

1 ごはんと酢もやしの漬け汁を混ぜ、どんぶりに盛る。
2 ごはんの上に刺身を盛り付ける。好みでのり、万能ねぎなどをトッピングしても良い。
3 酢もやしを粗みじん切りにして、2にのせる。
4 わさびやしそなど薬味をのせ、しょうゆを回しかける。

動脈硬化　美肌

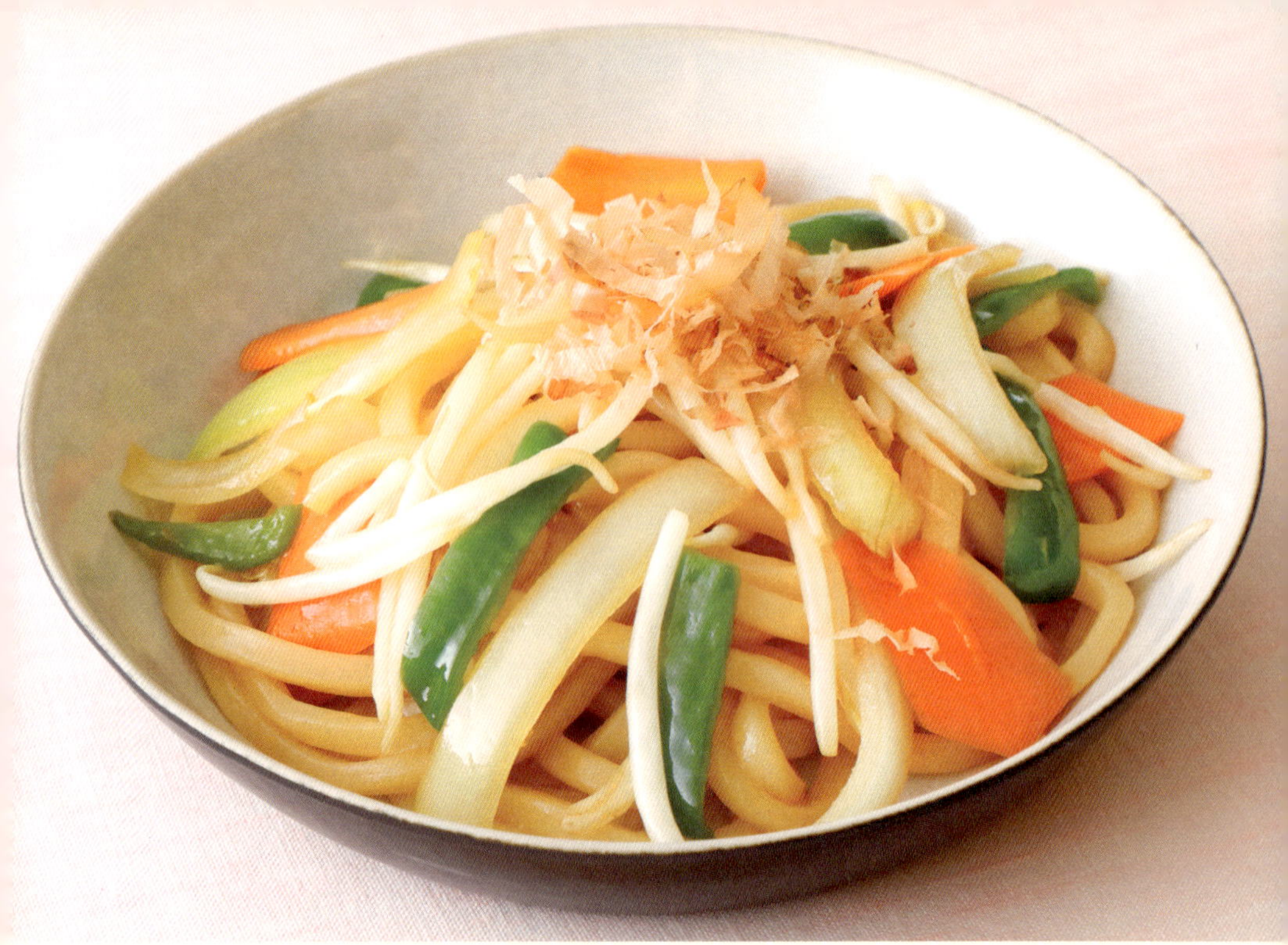

栄養も満点で、健康的にやせる！

カロリーOFF焼うどん

材料（2人分）

酢もやし…100g
冷凍うどん…2玉
にんじん…1/2本
玉ねぎ…1/4個
ピーマン…1個
油…大さじ1
かつお節…適量

A
- しょうゆ…大さじ1
- 酒…大さじ1
- 水…大さじ1
- だしの素…小さじ2

作り方

1. うどんを熱湯でゆでる。野菜類を食べやすく細めに切る。
2. フライパンに油をひいてにんじんと玉ねぎを炒める。火が通ったらピーマンとうどんを加え、Aで味をつける。
3. 全体が絡んだら火を止め、酢もやしを加えて混ぜる。皿に盛り、かつお節をふる。

動脈硬化　美肌

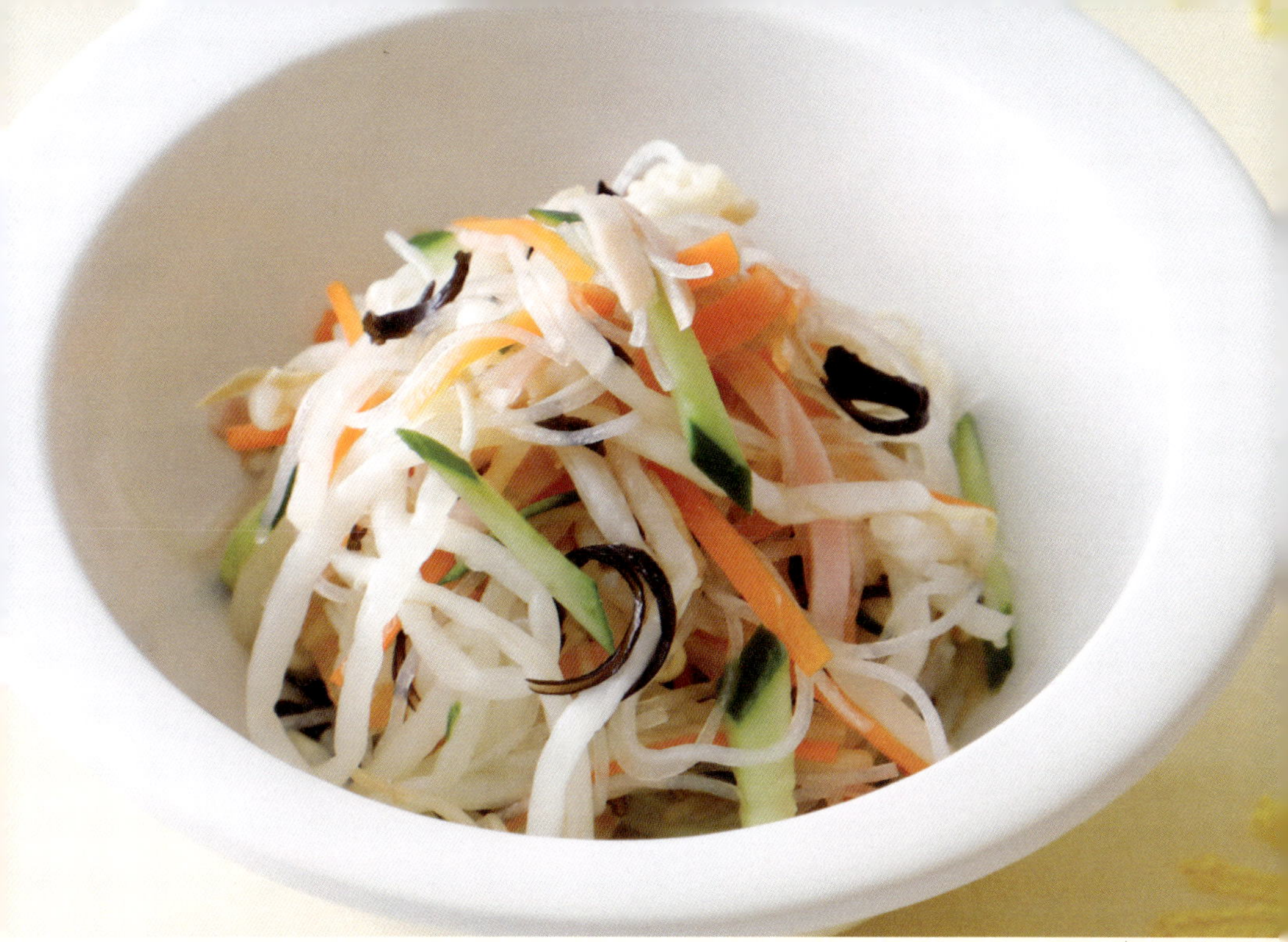

お酒も進む、ダイエットおつまみ

春雨と酢もやしのからし和え

材料（2人分）

酢もやし…200g
乾燥春雨…25g
にんじん…2cm
きゅうり…1/2本
ロースハム…2枚
乾燥きくらげ…2g
えのき…30g

A
- 練りからし…小さじ1・1/2
- 酢…大さじ1.5
- しょうゆ…小さじ1・1/2
- 砂糖…少々
- ごま油…少々

作り方

1 乾燥春雨を水につけて戻し、5cmに切る。にんじん、きゅうり、ロースハムを細切りにする。きくらげを水で戻し、細切りにする。えのきは石づきを切り落としてほぐす。
2 春雨、にんじん、乾燥きくらげ、えのきを沸騰した湯でさっとゆで、ざるにあけて水気をきる。
3 2に酢もやし、きゅうり、ロースハムを加える。Aを混ぜ合わせて和える。

美肌　食欲増進

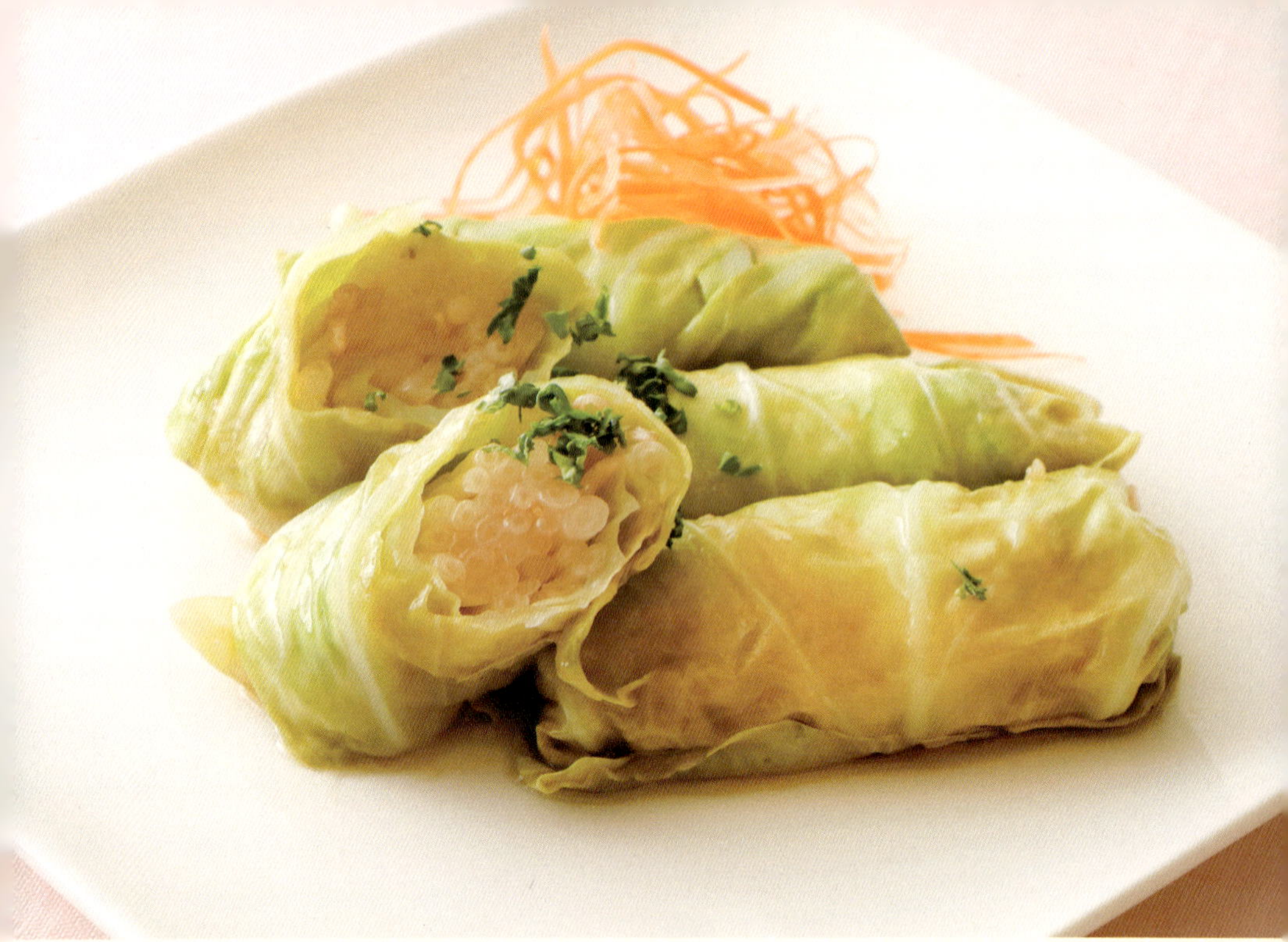

肉がなくても満足！
究極のヘルシーメイン料理

キャベツの酢もやしロール

材料（2人分）

酢もやし…100g
キャベツ…5枚

A
- 砂糖…小さじ1
- ポン酢…50cc
- にんにくのすりおろし…小さじ1/2
- オリーブオイル…大さじ1

作り方

1. 耐熱ボウルにキャベツの葉を入れ、ふんわりラップをかけて電子レンジで3分加熱する。
2. キャベツを縦半分に切り、酢もやしをのせて手前から巻く。
3. Aをよく混ぜ、2にかける。冷蔵庫で冷やす。

ダイエット　便秘

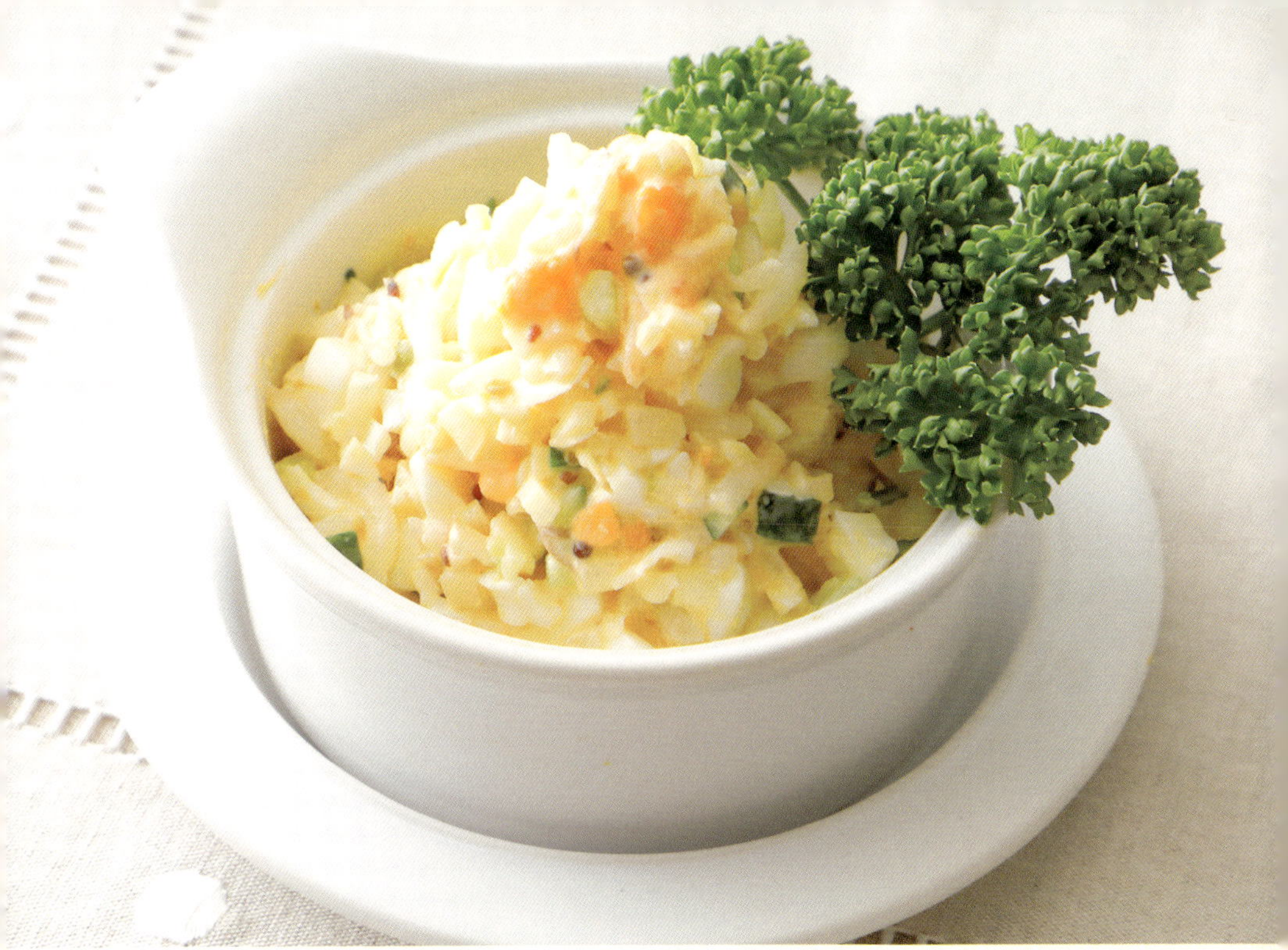

どうしてもこってりしたものを
食べたいときはこのソースで！

タルタル元気ソース

材料（2人分）

酢もやし…40g
ゆで卵…2個
きゅうり…1/3本
玉ねぎ…1/4個
セロリ…1/3本
粒マスタード…適量
マヨネーズ…適量
酢…適量

作り方

1 ゆで卵を細かく潰す。きゅうりは小さい角切りにする。玉ねぎ、セロリ、酢もやしはみじん切りにする。
2 すべての材料をボウルで混ぜる。

動脈硬化

美肌

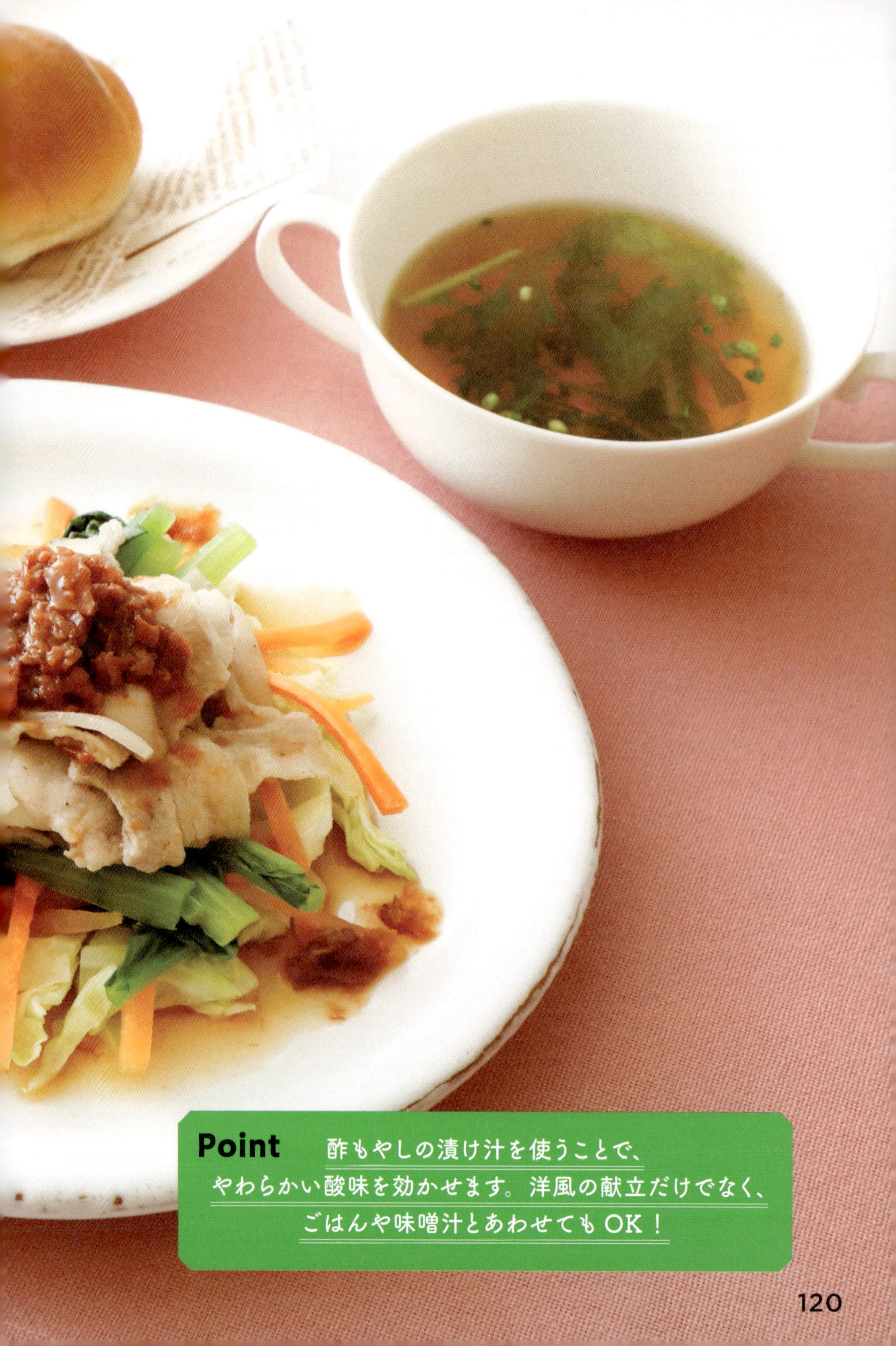

Point　酢もやしの漬け汁を使うことで、やわらかい酸味を効かせます。洋風の献立だけでなく、ごはんや味噌汁とあわせてもOK！

免疫力アップで病気を遠ざける！

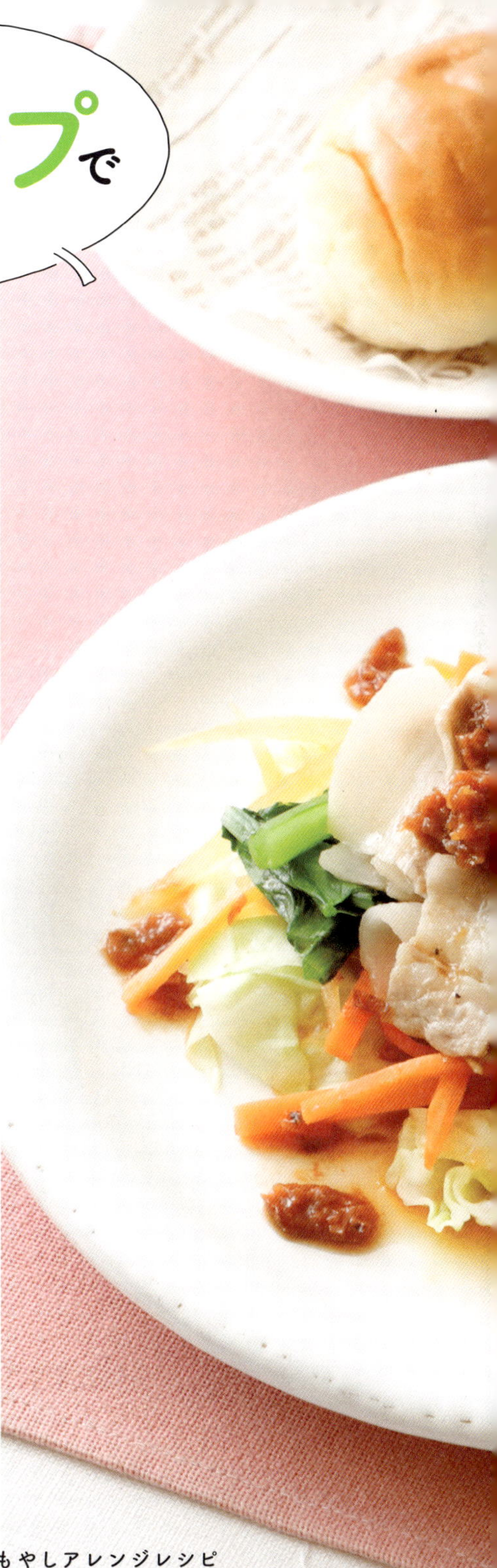

梅干しのクエン酸で
疲労回復も倍増

豚肉と野菜のレンジ蒸し

美肌

ダイエット

材料（2人分）

酢もやし…100g
豚バラ肉…120g
キャベツ…2枚
にんじん…1/2 本
小松菜…2株
塩・こしょう…少々
たれ［梅干し…2個／酢もやしの漬け汁…大さじ2／しょうゆ…大さじ1］

作り方

1 豚バラ肉を5～6cm に切り、塩・こしょうをふる。キャベツはざく切り、にんじんは 4cm の長さに千切り、小松菜は4cm の長さにカットする。
2 皿にキャベツ、にんじん、小松菜をのせ、その上に豚肉を広げる。ふんわりラップをして、電子レンジで 2～3 分、火が通るまで加熱する。
3 梅干しはたねを取って包丁で叩く。たれの材料を混ぜる。
4 2 の皿に酢もやしをのせ、たれを回しかける。お好みで小口切りにした万能ねぎをちらしても OK。

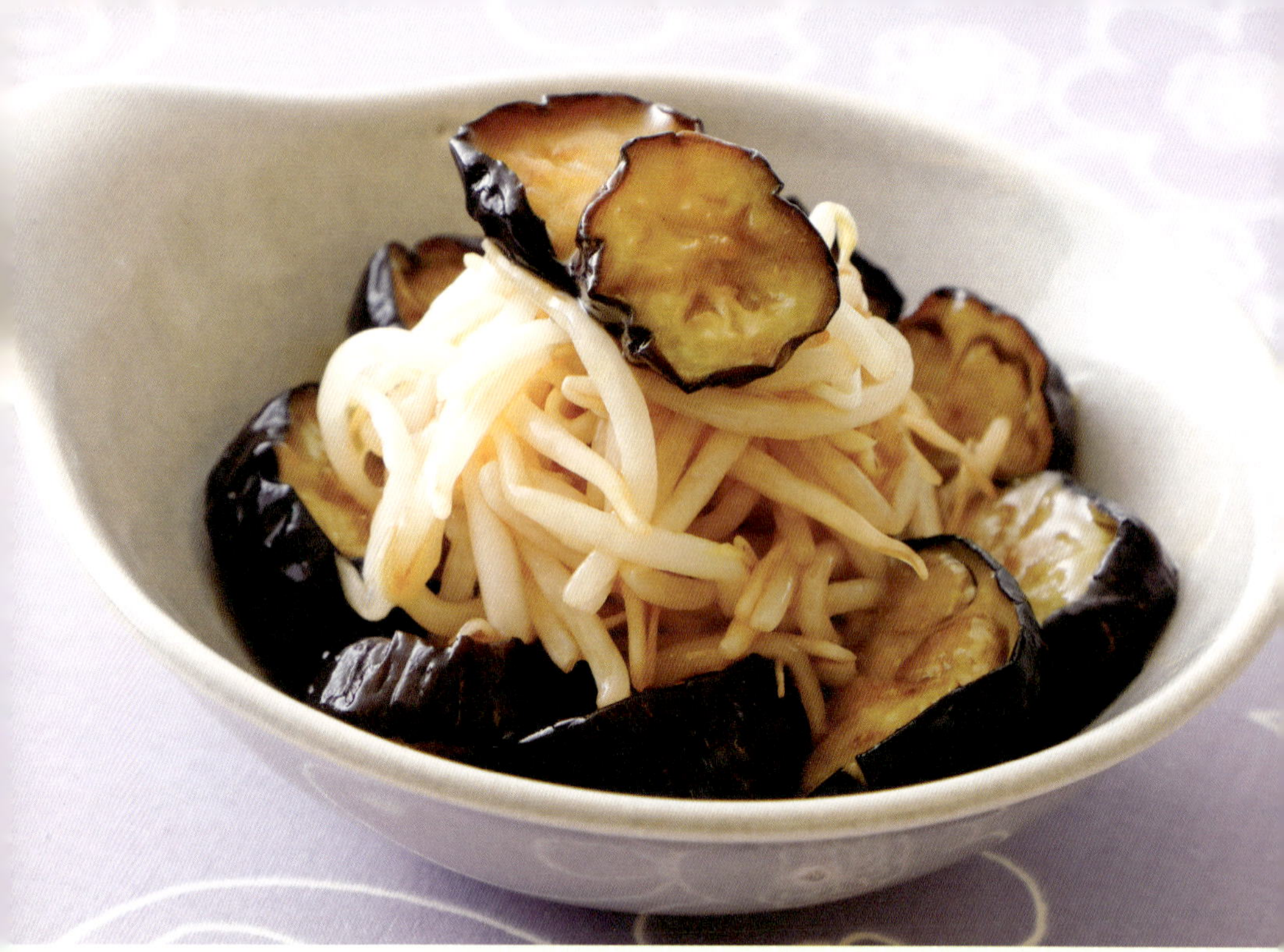

なすが主役のおかず
ナスニンで免疫力を上げる！

揚げなすのあんかけ

材料（2人分）

酢もやし…100g
なす…2本
揚げ油…適量

A
- 酒…大さじ2
- みりん…大さじ1
- しょうゆ…大さじ1
- だしの素…小さじ1/2
- 片栗粉…小さじ1
- 酢もやしの漬け汁…大さじ1
- 水…60cc

作り方

1 なすを1cmくらいの輪切りにする。深めの鍋に揚げ油をいれ、170度くらいに温めて、なすを素揚げする。
2 Aを火にかけ、とろみがついたら火を消す。
3 2に酢もやしを加え、1にかける。

美肌　便秘

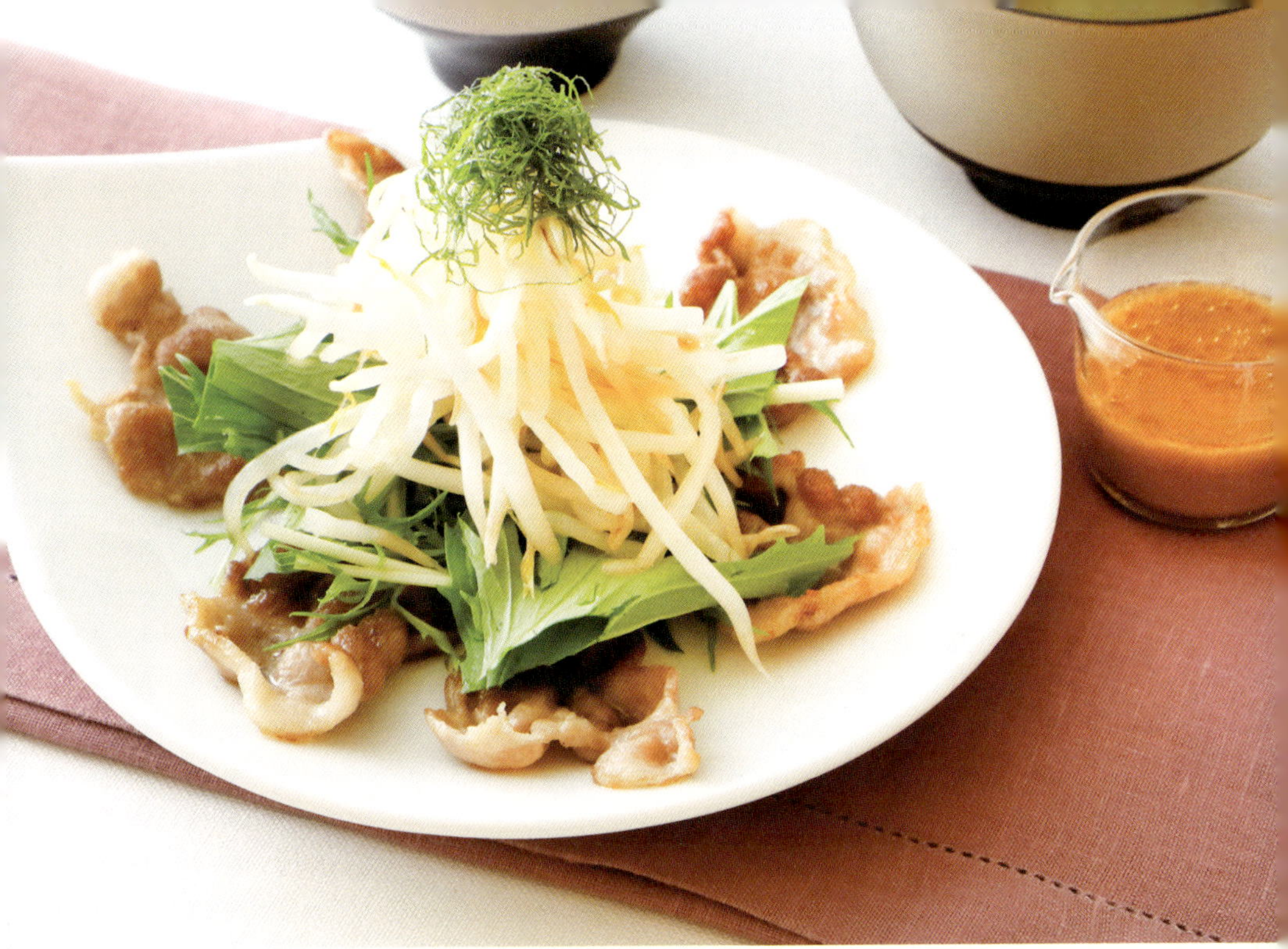

免疫力アップ食材、
しそが豊富にとれる！

豚の焼きしゃぶ酢もやし添え

材料（2人分）

酢もやし…80g
豚バラ肉（しゃぶしゃぶ用）…6枚
水菜…1束
しそ…2枚
ごまだれ［しゃぶしゃぶ用ごまだれ…大さじ2／ポン酢…大さじ1／ごま油…小さじ1］

作り方

1 豚肉を5～6cmに切り、フライパンで焼く。
2 水菜を4～5cmに切る。しそを千切りにする。
3 皿に豚肉、水菜、しそ、酢もやしを盛り、ごまだれの材料を混ぜて添える。

動脈硬化　美肌　ダイエット

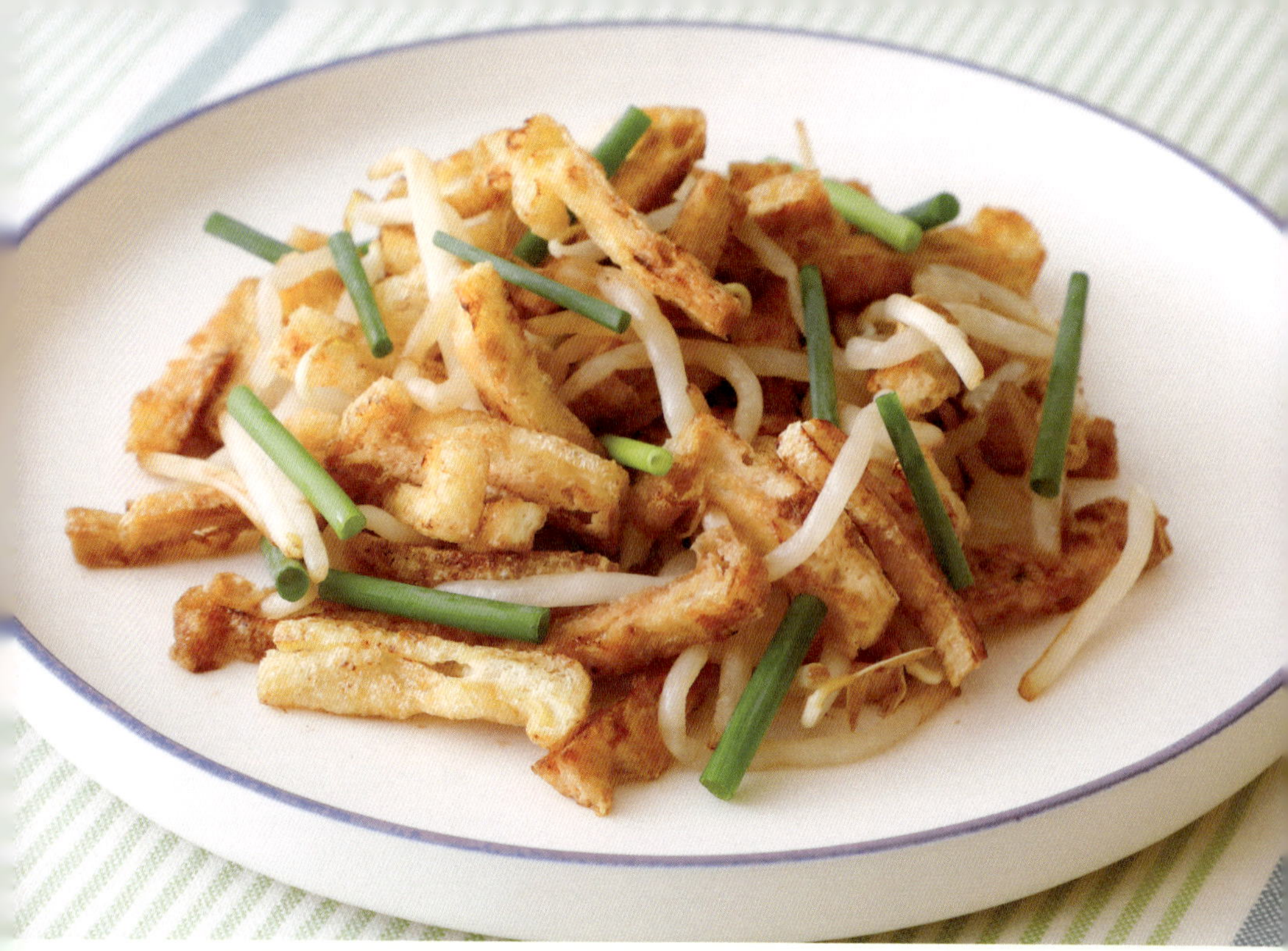

ねぎをたっぷりまぶせば
免疫効果増進！

カリカリ油揚げのめんつゆかけ

材料（2人分）

酢もやし…100g
油揚げ…2枚
めんつゆ（3倍濃縮タイプ）
…大さじ1
万能ねぎ…適量

作り方

1 油揚げを細く切り、フライパンでカリッとなるまで焼く。
2 1にめんつゆを回しかけ、全体をよく混ぜる。
3 2に酢もやしとザク切りにした万能ねぎを混ぜる。

美肌　便秘

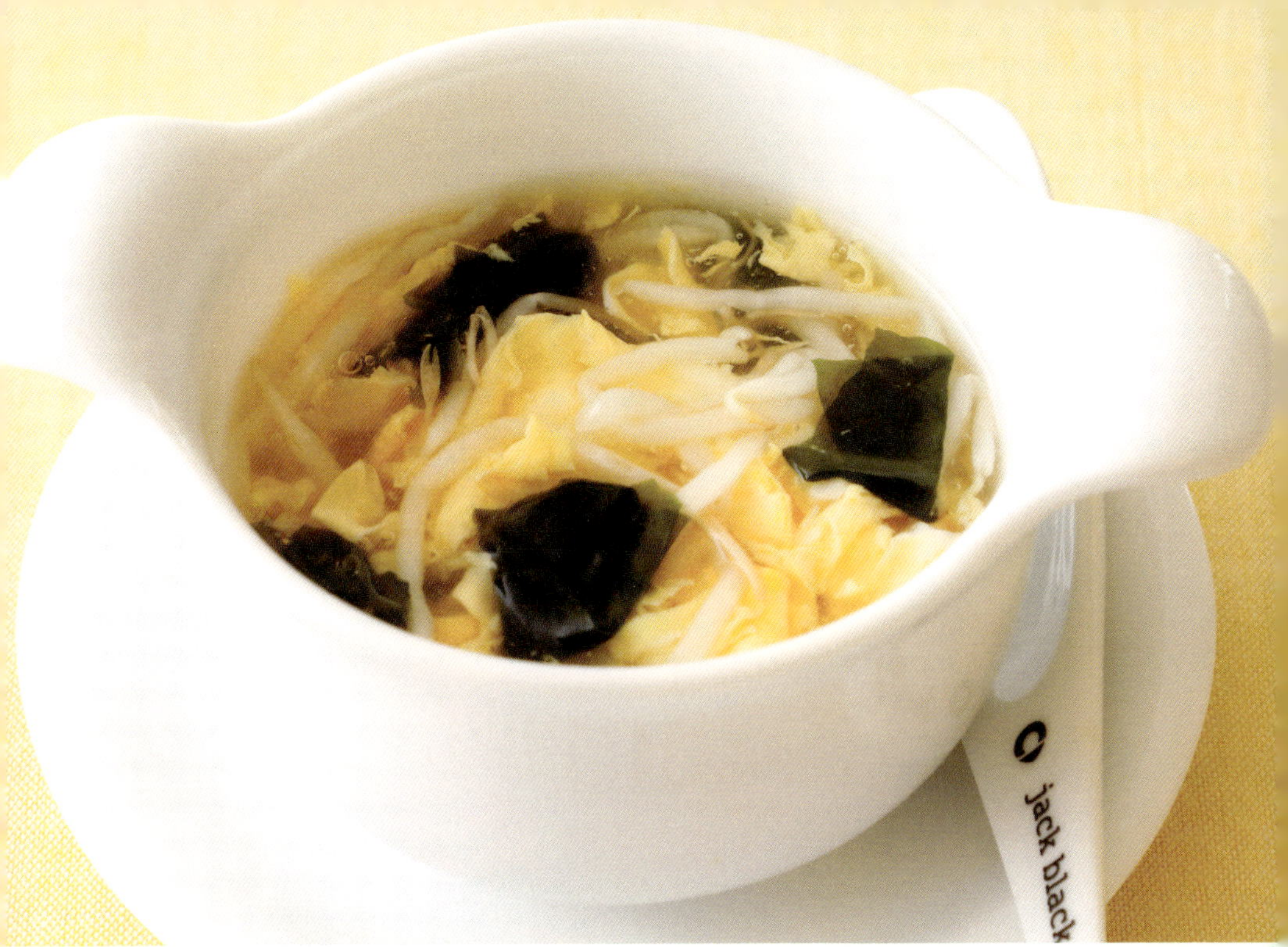

ミネラルと食物繊維豊富なわかめで体を丈夫に

ラクラク健康卵スープ

美肌　ダイエット

材料（2人分）

酢もやし…50g
卵…1個
片栗粉…大さじ1
乾燥わかめ…2g
スープの材料［水…500cc／顆粒鶏ガラスープの素…小さじ1/2／しょうゆ…小さじ1/2／塩こしょう…少々］

作り方

1 スープの材料を鍋に入れ、火にかける。
2 沸騰したら片栗粉を入れ、とろみがついたら溶き卵を加える。
3 火を止め、酢もやしと乾燥わかめを加える。

Point

時間がないときは、
インスタントスープに酢もやしを加えても OK！

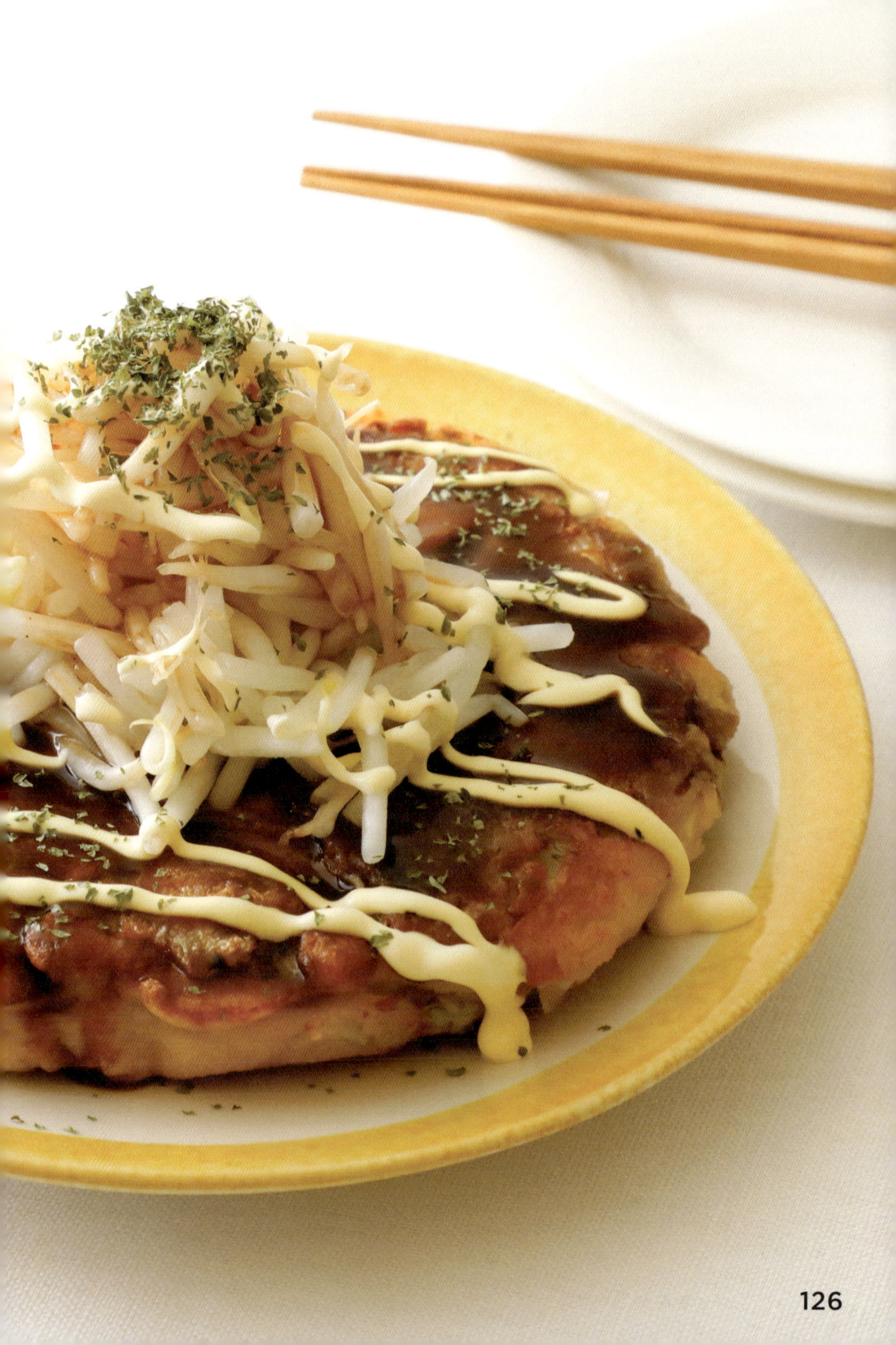

胃腸の調子を整える！

食物繊維たっぷりで
胃腸もイキイキ健康に！

山芋のさっぱりお好み焼き

美肌　便秘　ダイエット

材料（2人分）

酢もやし…100g
豚肉…100g
キャベツ…2枚
卵…1個
油…大さじ1
ソース…適量
マヨネーズ…適量
青のり…適量
A
- 薄力粉…80g
- 山芋…100g
- だしの素…小さじ1
- しょうゆ…小さじ1/2

作り方

1 酢もやしを半分の長さに切る。豚肉をざく切り、キャベツを千切りにする。山芋をすりおろす。卵を割りほぐす。
2 ボウルにAを入れ、キャベツと卵を加えて混ぜる。
3 フライパンに油をひいて2を流し、豚肉をのせて焼く。表面がふつふつとしたら裏返し、豚肉が焼けるまで加熱。
4 焼きあがったら火からおろし、酢もやしをのせる。ソース、マヨネーズ、青のりをかける。

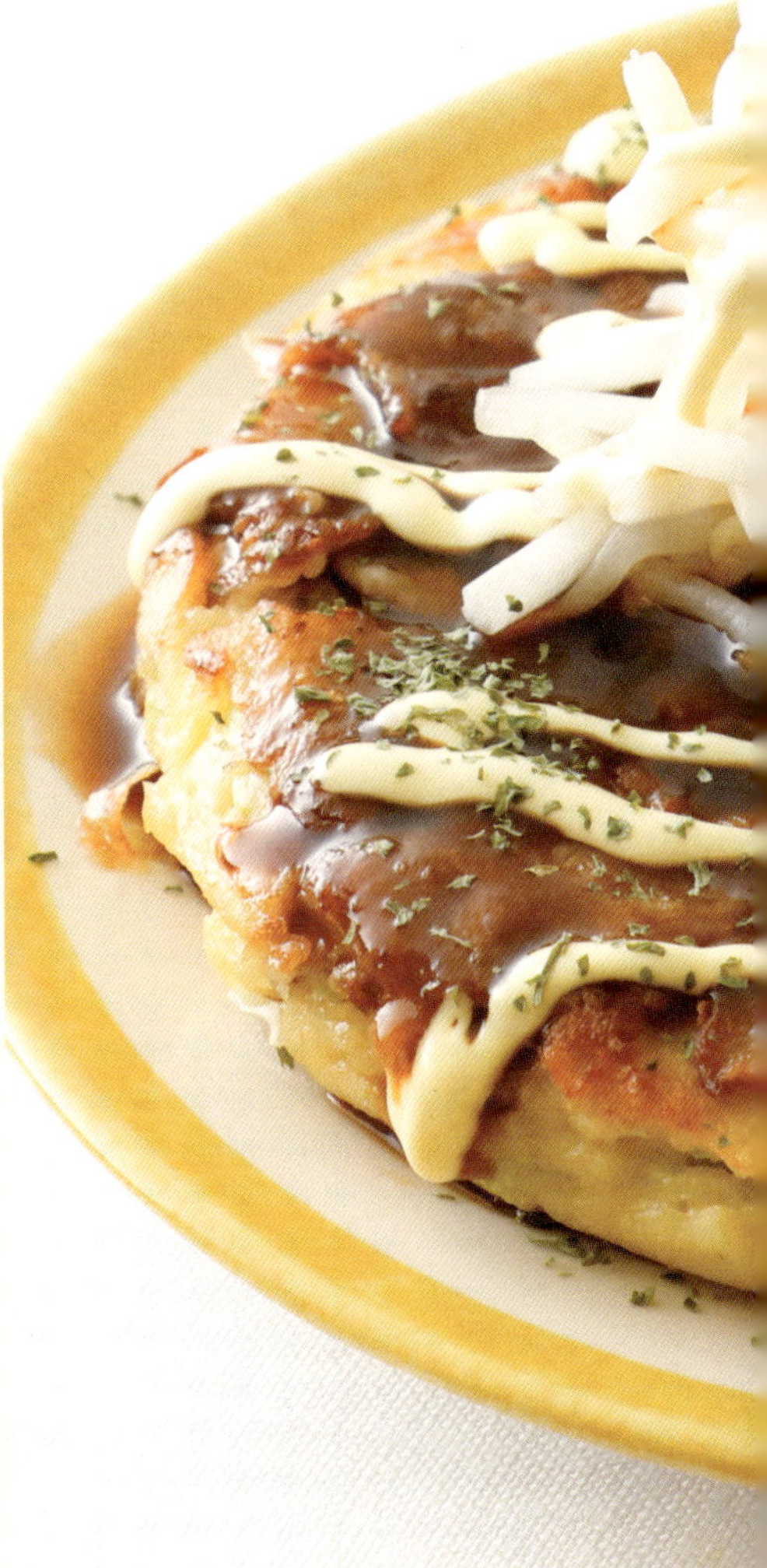

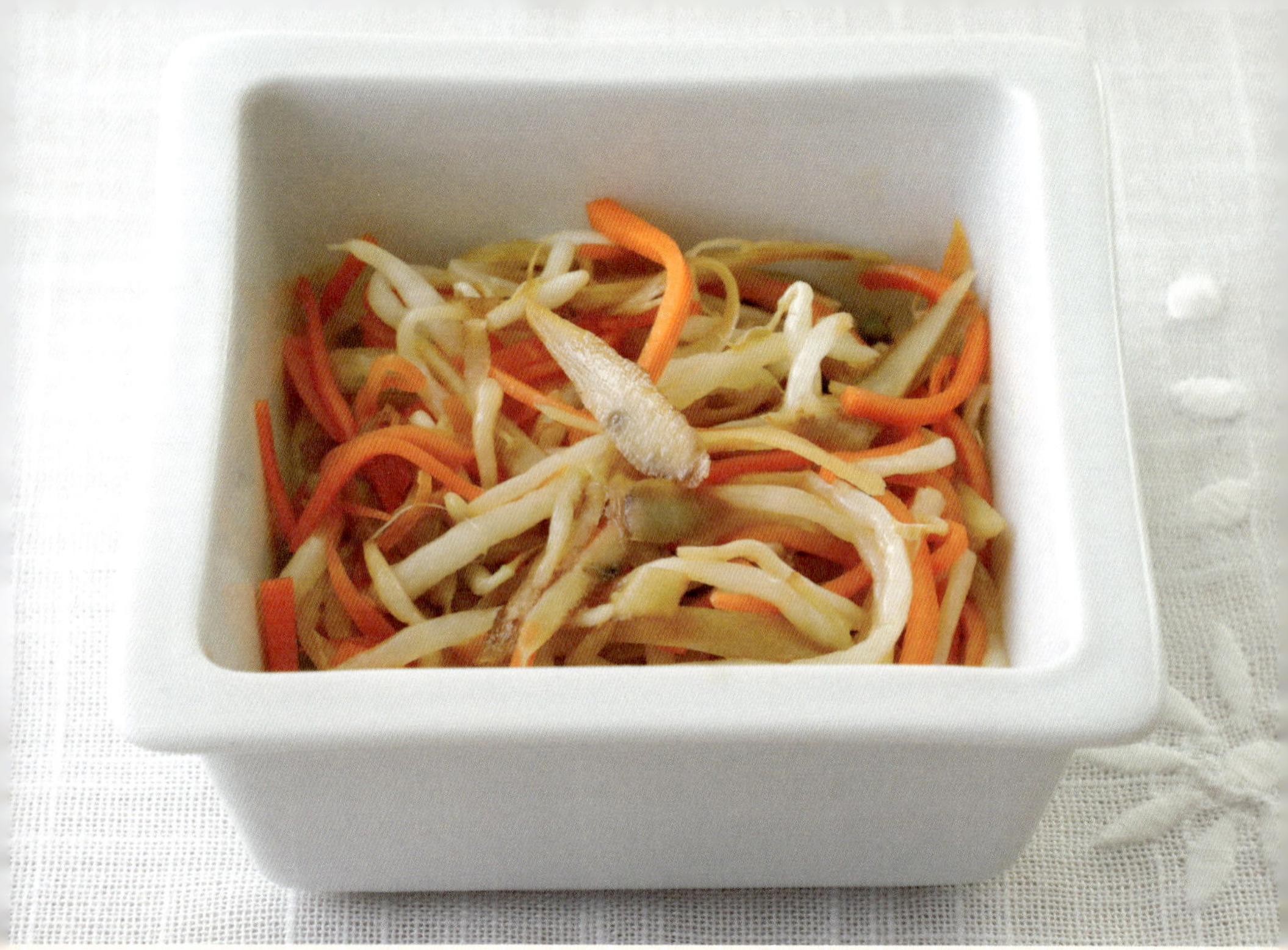

すぐさま快腸！　自律神経が整い
ストレスに強い体を作る

酢もやしとごぼうのきんぴら

材料（2人分）

酢もやし…200g
ごぼう…1/2 本
にんじん…1/2 本
ごま油…大さじ2
酒…大さじ2
みりん…大さじ1・1/2
しょうゆ…大さじ1
出汁…50cc
白ごま…適量

作り方

1 ごぼうとにんじんをささがきにする。ごぼうを酢水（分量外）に浸けておく。
2 フライパンにごま油をひき、ごぼうとにんじんをしんなりするまで炒める。
3 酒、みりん、しょうゆ、出汁を加えて炒める。火を止めて酢もやしを加え、白ごまをふる。

便秘　美肌

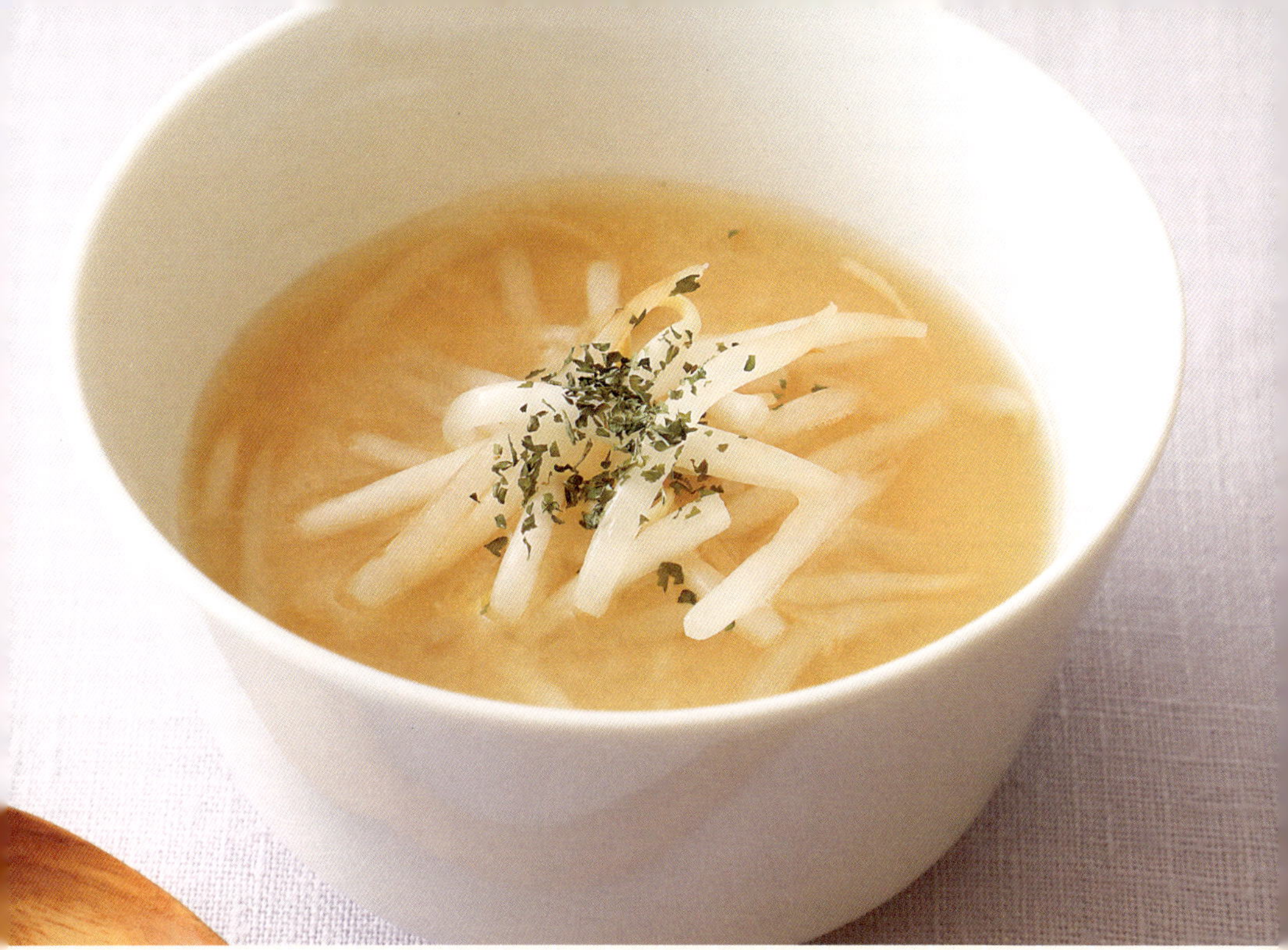

食欲がないときは
これだけでも飲んでおきたい！

体ホカホカ長芋のすりおろし汁

便秘　美肌　ダイエット

材料（2人分）

酢もやし…100g
長芋…100g
青のり…適量
A
- 出汁…2カップ
- しょうゆ…小さじ1
- 塩…小さじ1/2

作り方

1. 鍋にAを入れて火にかける。沸騰したら弱火にして3分間煮る。
2. すりおろした長芋を加え、さらに3分間煮る。
3. 火からおろし、粗熱がとれたら酢もやしを加えて青のりをふる。

Point
冷やして食べるとさらにサッパリ。
そうめんやうどんのつけ汁にしてもOK。

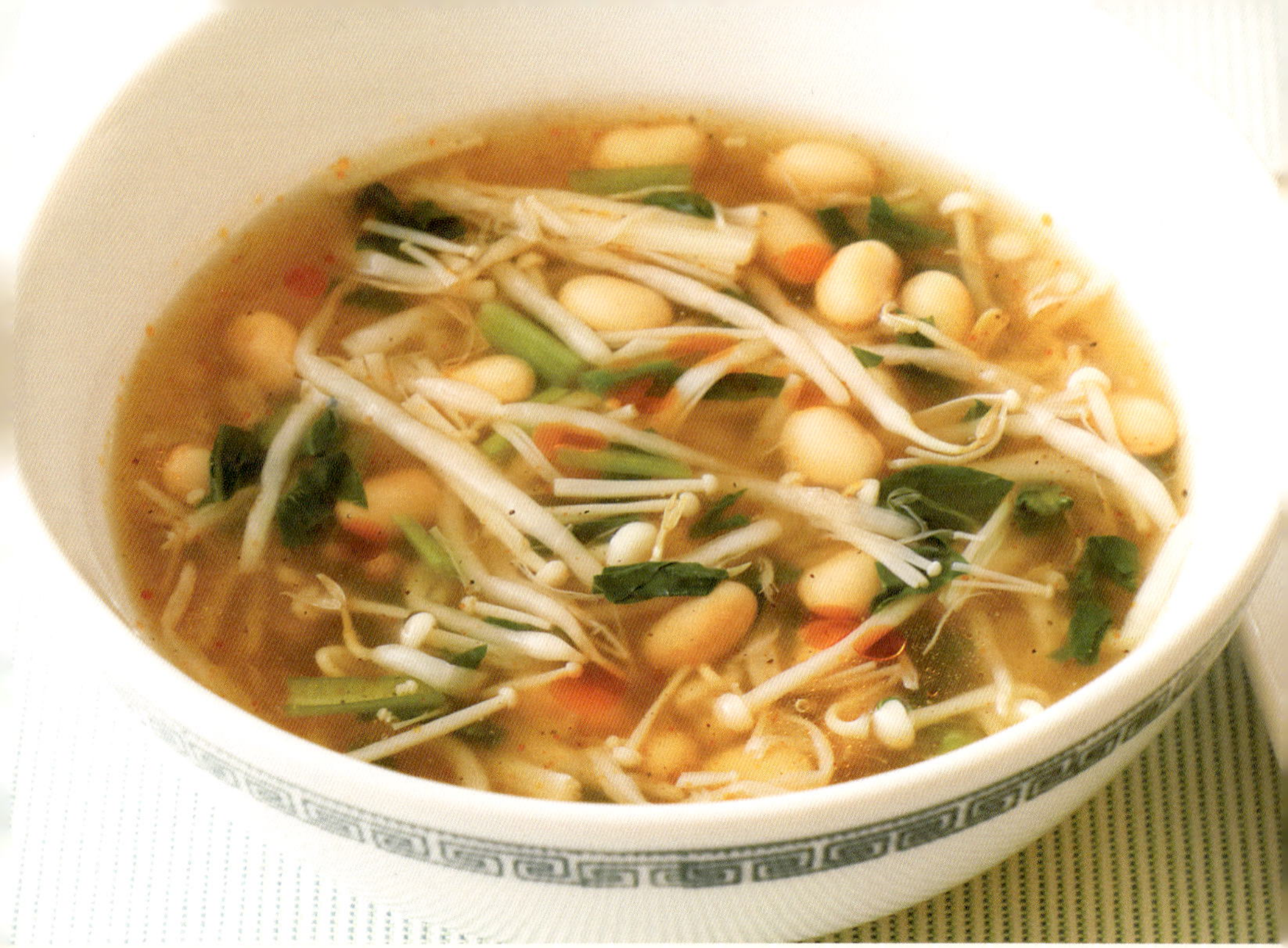

大豆と野菜でタンパク質や
ビタミンが豊富な整腸スープ

腸を爽快サンラータン

材料（2人分）

酢もやし…80g
えのき…30g
大豆水煮…40g
小松菜…1株
紹興酒または日本酒…大さじ1
鶏ガラスープ…400cc
しょうゆ…大さじ1
こしょう…多め
塩…1つまみ
ラー油…大さじ1/2
片栗粉…大さじ1・1/2
水…大さじ1・1/2
酢…大さじ1

作り方

1 鍋に鶏ガラスープを入れて火にかける。えのきと大豆を入れ、紹興酒（または日本酒）、しょうゆ、こしょう、塩、ラー油を加えて味付けする。
2 1cmに切った小松菜の葉と茎を加え、火を止める。
3 片栗粉を水で溶いて鍋に加え、再び沸かす。とろみがついたら酢と酢もやしを加える。

便秘　美肌　食欲増進

第5章

酢もやしでこんなに健康になれました（体験談）

実際に、
酢もやしを1カ月食べた方の声を集めました。
ぜひ、皆さんも、1カ月続けて、
この体験者と同じような
健康効果を手に入れてみてください。

食べ始めて、寝つきが改善、ハードな仕事をこなしても、疲れを感じなくなった!

佐々木郁子さん　59歳　女性

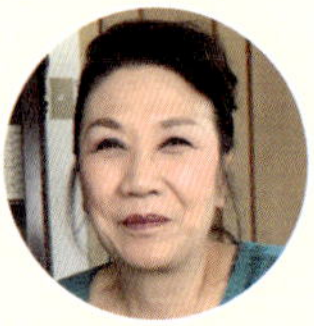

老舗の割烹《かっぽう》旅館で仲居の仕事をしています。懐石《かいせき》料理なので、１品１品食事を出さないといけないし、しかも団体客のときは後片付けが大変なのです。

立ちっぱなしで仕事をすることもしばしばで、終わって家に帰るともうヘトヘト。なにもやる気が起きません。たまの休みも家でゴロゴロと横になっていてばかり。疲れとだるさの影響で寝つきも悪くなってしまい、寝不足でイライラする私を見て、夫も心配していました。

「酢もやし」のことを教えてもらったのは、疲れがピークに達していた２０１８年

4月のこと。酢ともやしには疲れをとる効果があると聞き、試してみることにしたのです。

食べだしてしばらくすると、あれだけ悪かった寝つきがまずよくなりました。自分でも気がつかないくらいあっという間に眠りに落ちていたんです。

そして次の日、仕事中でも全然疲れを感じないことにふと気がつきました。

あと、私の場合天気が悪いと疲れとだるさが増すのですが、雨だったにもかかわらず、まったく疲れていませんでした。

これは絶対酢もやしの効果だと確信しました。

今でも酢もやしは食べ続けていますが、ハードな仕事をこなしても疲れはありません。睡眠も十分とれるようになり、**イライラすることもなくなりました。**夫にも「最近元気になったね」といわれるようになったんですよ！

頑固な便秘が改善し、ぽっこりお腹も解消。疲れもなくなり、ウエストは3㎝減！

荒井擁子さん　39歳　女性

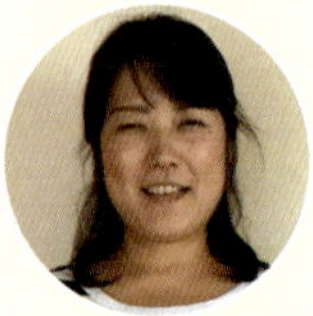

10代から慢性《まんせい》的に便秘に悩まされてきました。週に1回ほどしかお通じがなく、2回あればいいほう。ここ20年以上、ほぼ毎日お腹が張っている状態が続いていたのです。

腸の環境が悪いのか、顔に大きな吹き出物ができてしまいました。

また、便がたまっていると食欲もなくなり体自体もだるく疲れも出てきます。

そんな健康状態のまま仕事中も立ちっぱなしなので、疲れもハンパないって！という感じです。

青汁を飲んでいた時期もありましたが、効果が感じられたのは最初だけ。

ずっとこんな状態が続くのはいやだなと思っていたとき、母にすすめられたのが「酢もやし」でした。母は酢もやしを試して、便秘と疲労が２カ月ほどで改善したそうで、さっそく私も食べてみることにしました。

酢の物が苦手な私ですが、酢もやしは大変おいしく感じられ、飽きずに食べることができました。

食べ始めてしばらくしてから、猛烈に仕事をして帰宅したにもかかわらず、疲れを全然感じないことに気がついたのです。

その後も子どものＰＴＡの会合などで帰宅が遅くなっても、疲労を感じることがないのです。

お通じもほぼ毎日あるようになり、体が軽くなったことを実感。

鼻やあごにできていた吹き出物も、足のむくみもなくなり、ウエストも３㎝縮んでぽっこりお腹まで解消。酢もやしの効果に驚いています。

たった3週間で疲れが劇的にとれて長時間の立ち仕事も平気に！ 髪や肌のツヤまで改善

小池有貴子さん　47歳　女性

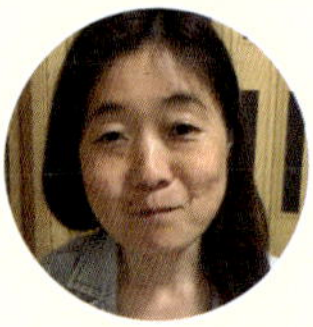

1年半前に舞台装置などを行う仕事に就くようになってから、極度の疲労に悩まされていました。

イベントや舞台がある日は、朝の9時から夜の7時ごろまで、ずっと立ちっぱなしか、舞台裏を走りまわっていて、昼食もろくにとれないありさま。家に帰ってくると、ベッドに倒れこみ、夕食もとらずにそのまま寝ていました。

そのせいか、お通じが悪くなって肌や髪の毛もガサガサ、パサパサするように。そんなとき知り合いから「酢もやし」のことを教えてもらい、1カ月前から食べ始めました。

私は基本的に朝と夜、小鉢1杯分食べていました。

本当に食べやすく、食欲がないときは、ごはん茶わん1杯分の酢もやしだけ食べることもありました。

食べ始めて3週間ほどしたある日、それまで朝なかなか起き上がれなかった私が、すんなりと起きることができ、**炊事や洗濯などの家事をしてもまったく疲れを感じなくなっていた**ことに気がつきました。

それだけではありません。休日には買い物をしたり遊びにいったりすることも！仕事が忙しくても全然疲れを感じなくなり、立ちっぱなしや走りっぱなしでも今では平気になりました。

また、便秘と肌荒れが解消し、髪の毛もつやが出てきてきました。

体調がよくなったので、心にも余裕が出て、何事にも前向きになることができました。これからも酢もやしを食べ続けていくつもりです！

血圧が、1カ月でグンっと下がった！体の疲れも目の疲れもなくなり、視界もクリアに！

和田英子さん　75歳　女性

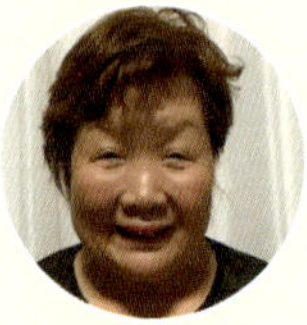

私の悩みは、血圧が高いこと。

もともとは正常だったのですが、夫が3年前に亡くなってから目まいが頻繁に起こるようになり、病院で診てもらったら高血圧と診断されたのです。

体自体はつらくはありませんが、いつか脳出血などの血管の病気につながるのではないかと、毎日不安な日々を過ごしていました。

そんなとき、知り合いから「酢もやし」を教えてもらいました。なんでも血圧を下げる働きがあるとかで、それならさっそくと1カ月半前から、朝と夜に食べるようにしました。

以前酢たまねぎが流行したとき、私も少し試してみたのですが、少し食べると胃が痛くなってしまい、長続きしませんでした。

でも**酢もやしだとくせもないし、食べやすいので、これなら毎日続けられると確信**したのです。

驚きました。食べ始めて10日後には、**血圧が下がりはじめた**のです。

「これはすごい！」と、食べる量を少し増やしてみました。

すると、しばらくは上がったり下がったりを繰り返していましたが、食べ始めて1カ月たったころには正常値近くまで下がったのです。

ほかにも血流がよくなったせいか、肩のこりがなくなったり、疲れ目が改善して視界がクリアになったりしました、体の疲れもほとんどとれて、着物の着付けの仕事もラクにできるようになったのです。酢もやしの効果はすごいですね。

おわりに

今回、私が酢もやしをおススメする理由

私は医師として長年高血圧、糖尿病、脂質代謝異常症《ししつたいしゃいじょうしょう》など生活習慣の治療に多く携わっております。患者さんには生活習慣の改善などの指導はもちろんのこと、必要に応じて薬を処方し将来の疾病予防を日々行っております。その中で大事にしていることが、食事の指導です。

患者さんには、管理栄養士のもと食事指導をしていることが多いのですが、なかなか指示通りの食事を続けられない方が多くいらっしゃいます。継続するようにお話するのですが、

「考えて作るのが面倒くさかった」

「忙しくて、ついつい外食ですましてしまった」

といった理由で挫折《ざせつ》される方がとても多いのも事実です。

どんなよい指導をしても、継続して実践できなければ意味はありません。

健康によくて、皆さんが続けやすい食事はないかと悩んでいたところに出合ったのが、管理栄養士の望月理恵子先生がすすめている「酢もやし」です。安くて、栄養価が高くて、飽きがこない。これなら続けられるのではないか、特に疲れをとるのに適しているのではないかと思い、今回、この本の制作に携わることにしました。

近年、日本はいろいろなものが機械化して便利になりました。

にもかかわらず、患者さんを見ていると、どなたも仕事や家事、子育てに追われて本当に疲れ果てています。疲れやだるさというのは医学的に数値化できるものではありませんし、**寝不足、偏った食事、ストレスなどいろいろな原因があります。病気が潜んでいることもあるので、注意が必要です。**今回の酢もやしで食生活の改善など少しでもお役に立てればと思います。

疲れなんてなんとでもなると思わず、ぜひ、皆さん、今回、私たちがおススメする、「酢もやし」を食べて、健康的な生活をお送りください。

医学博士　岡村信良

管理栄養士と医師が認めた
疲れ即とり酢もやし健康法

発行日　2018年 8月 30日　第 1 刷
発行日　2022年 6月 3 日　第 3 刷

著者　望月理恵子
監修　岡村信良

本書プロジェクトチーム
編集統括　柿内尚文
編集担当　小林英史、中村悟志
デザイン　大場君人
イラスト　石玉サコ
撮影　渡辺七奈（P4～7は「Shutterstock」）
編集協力　岩村優子、鈴木博子
協力　田代貴久（キャスティングドクター）、岡村博貴（健康検定協会、医療法人小田原博信会）、もやし生産者協会
校正　中山祐子
料理撮影協力　阿部友佑 (crocifisso)、平野寿子（Sweets Clover）
山口洋史（Pizzeria La casa di Nonno)、佐久間加奈子（小田原銀座クリニック)、
山崎修、長田梨沙（BistroMarc）、鈴木若菜（Lefua）
料理スタイリング　神野峰子
DTP　廣瀬梨江、中平正士
営業統括　丸山敏生
営業推進　増尾友裕、綱脇愛、桐山敦子、矢部愛、高坂美智子、寺内未来子
販売促進　池田孝一郎、石井耕平、熊切絵理、菊山清佳、吉村寿美子、矢橋寛子、
遠藤真知子、森田真紀、氏家和佳子
プロモーション　山田美恵、藤野茉友、林屋成一郎
講演・マネジメント事業　斎藤和佳、志水公美

編集　栗田亘、村上芳子、大住兼正、菊地貴広、山田吉之
メディア開発　池田剛、中山景、長野太介、入江翔子
管理部　八木宏之、早坂裕子、生越こずえ、名児耶美咲、金井昭彦
マネジメント　坂下毅
発行人　高橋克佳

発行所　株式会社アスコム

〒105-0003
東京都港区西新橋2-23-1　3東洋海事ビル
編集局　TEL：03-5425-6627
営業局　TEL：03-5425-6626　FAX：03-5425-6770

印刷・製本　中央精版印刷株式会社

Printed in Japan ISBN 978-4-7762-1008-5

この本の感想をお待ちしています!

感想はこちらからお願いします

https://www.ascom-inc.jp/kanso.html

この本を読んだ感想をぜひお寄せください!
本書へのご意見・ご感想および
その要旨に関しては、本書の広告などに
文面を掲載させていただく場合がございます。

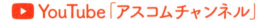

新しい発見と活動のキッカケになる

アスコムの本の魅力をWebで発信してます!

YouTube「アスコムチャンネル」

https://www.youtube.com/c/AscomChannel

動画を見るだけで新たな発見!
文字だけでは伝えきれない専門家からの
メッセージやアスコムの魅力を発信!

Twitter「出版社アスコム」

https://twitter.com/AscomBOOKS

著者の最新情報やアスコムのお得な
キャンペーン情報をつぶやいています!